Höfler

Der kleine Augen-Coach

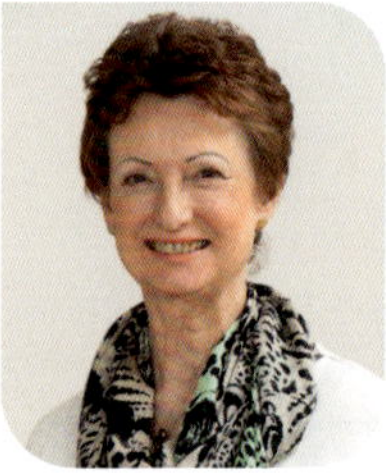

Heike Höfler ist staatl. geprüfte Sport- und Gymnastiklehrerin mit jahrzehntelanger Berufserfahrung, zum einen in Kliniken, zum anderen seit 2002 als selbständig arbeitende Kursleiterin, u. a. für Bildungswerke, Krankenkassen und Betriebe. Ihre ganzheitlichen Kurse rund um die Themen Kiefer, Augen, Nacken, Gesicht, Atem und Entspannung erfreuen sich großer Beliebtheit. Bekannt wurde Heike Höfler durch TV- und Radiosendungen. Bei TRIAS sind ihre Bücher »Die besten Übungen für den Atlas-Wirbel«, »Fitness-Training fürs Gesicht«, »Atementspannung«, »Entspannungstraining für Kiefer, Nacken, Schultern«, »Feldenkrais«, »Nacken & Schultern entspannen«, »Der kleine Coach für Kiefer & Nacken« sowie einige CDs wie »Kiefer-Entspannung« oder »Abend-Entspannung« erschienen. Mehr erfahren Sie unter: www.heike-hoefler.de

Heike Höfler

Der kleine Augen-Coach

Entspannte Augen – besser sehen

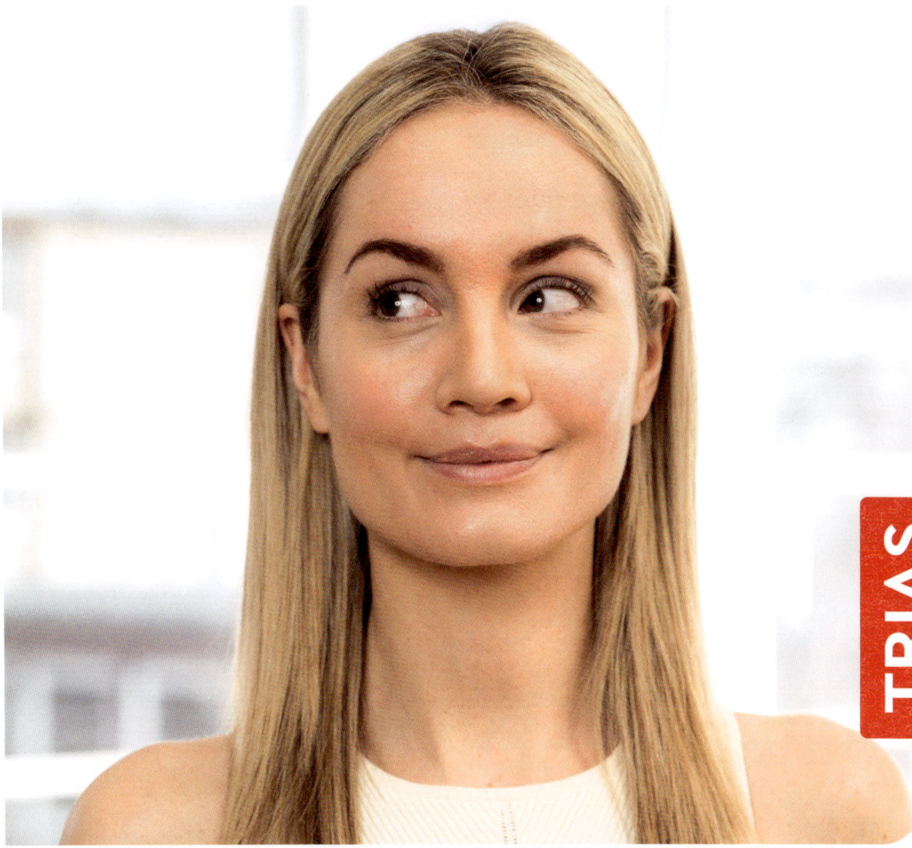

TRIAS

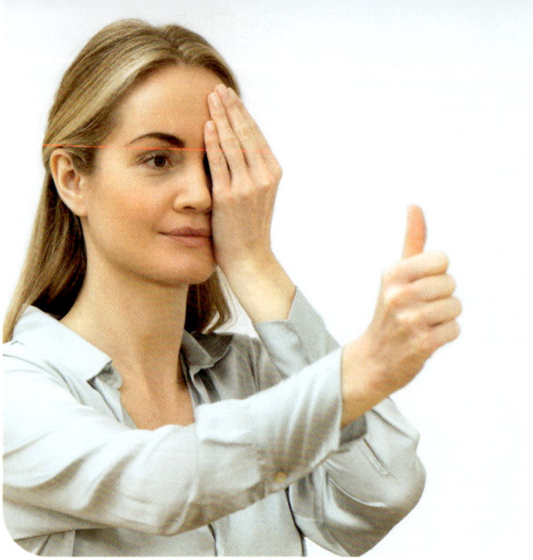

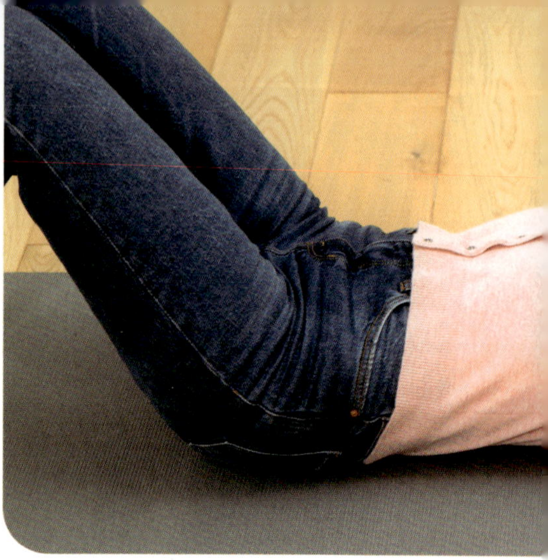

Praktische Tipps

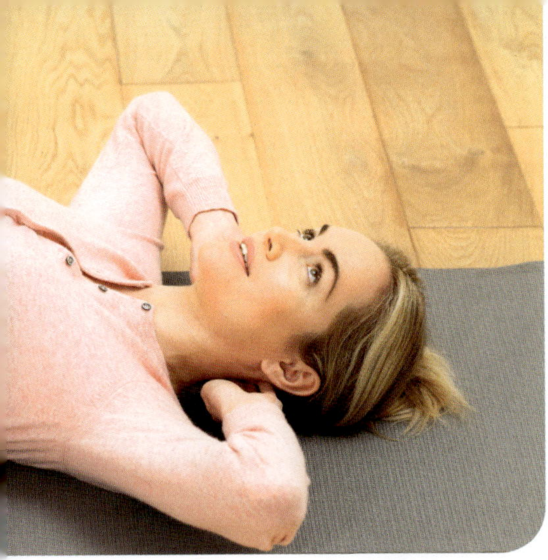 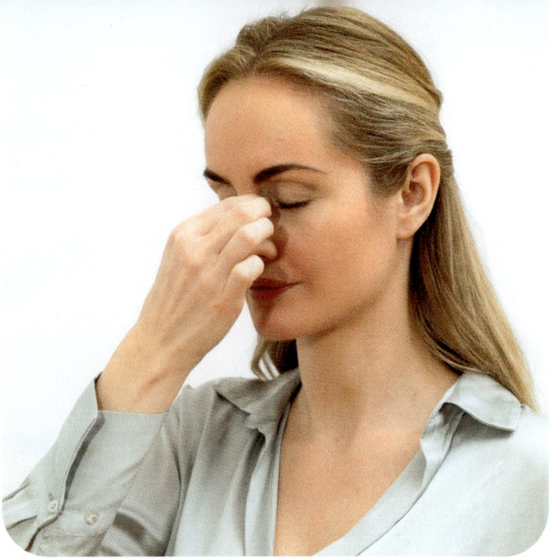

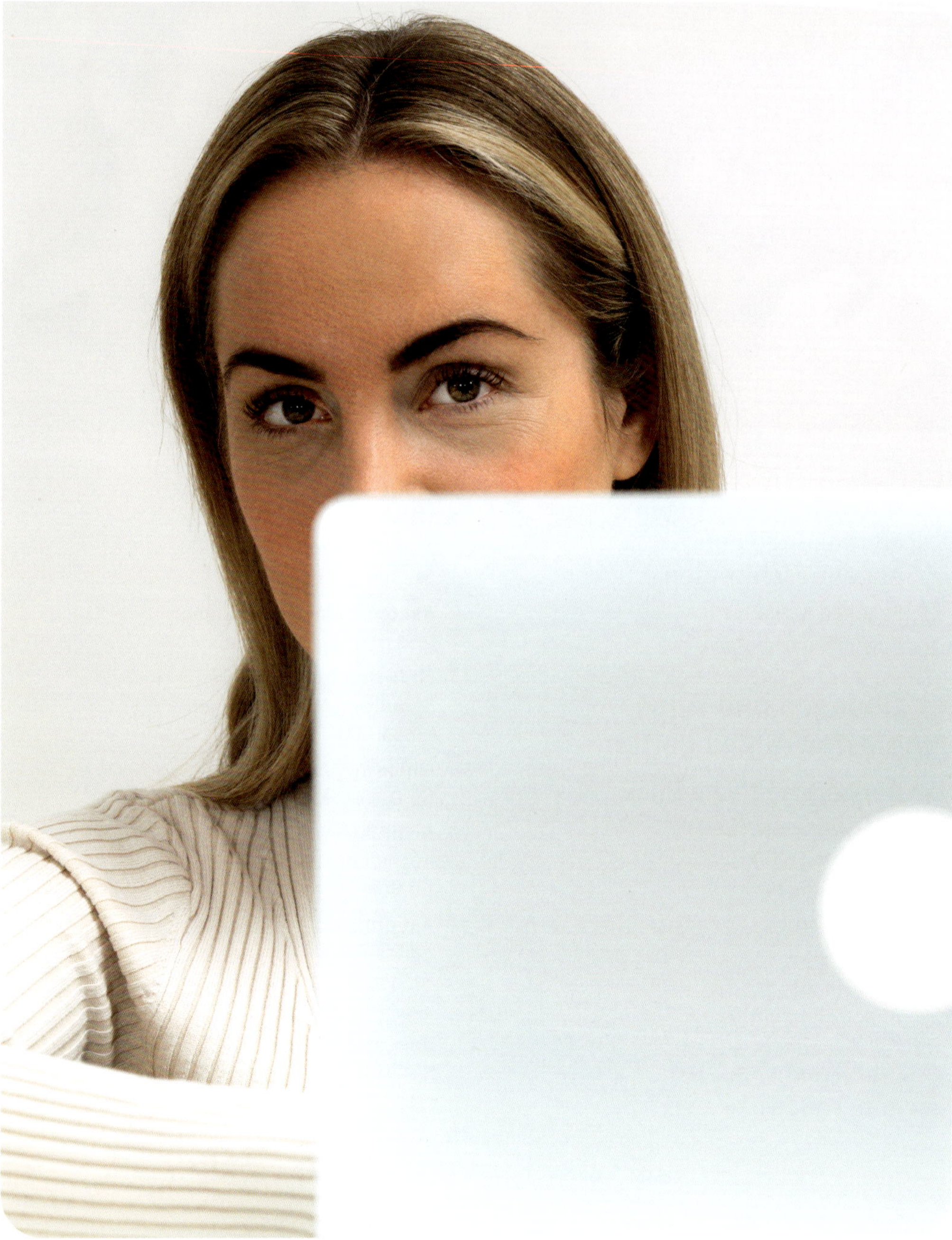

Was dieses Buch vermitteln will

Starren Sie auch manchmal stundenlang auf einen Monitor, z. B. zuerst den Laptop, dann das Handy und später den Fernseher? Die Augenmuskeln sind dabei immer in eine Richtung angespannt. Wenn Sie einen anderen Körperteil, z. B. den Arm, stundenlang in derselben Anspannung halten würden, würden die Armmuskeln sehr schnell schlappmachen und schmerzen. Bei den Augen dauert es länger, bis sie schmerzen, aber eine dauernde und zu lange Nahsicht bedeutet für sie eine echte Strapaze.

In diesem Buch lernen Sie, wie Sie achtsam, sorgsam mit den Augen umgehen und ihnen im Alltag Gutes tun können. Unterbrechungen durch aktive Blickbewegungen und Entspannung lassen sie aufatmen.

Mein Tipp: Kümmern Sie sich ab sofort liebevoll um Ihre Augen.

Sie finden in diesem Ratgeber Mobilisations-, Kräftigungs-, Akkommodations- und Entspannungsübungen für die inneren und äußeren Augenmuskeln und auch für andere Muskelgruppen, die mit den Augen in Verbindung stehen. Außerdem zeige ich Ihnen die besten Massage- und Akupressurübungen, die bei müden, angespannten Augen auf die Schnelle kleine Wunder bewirken. Daneben verrate ich Ihnen einfache, wertvolle Tipps, die Sie in Ihren Alltag integrieren können.

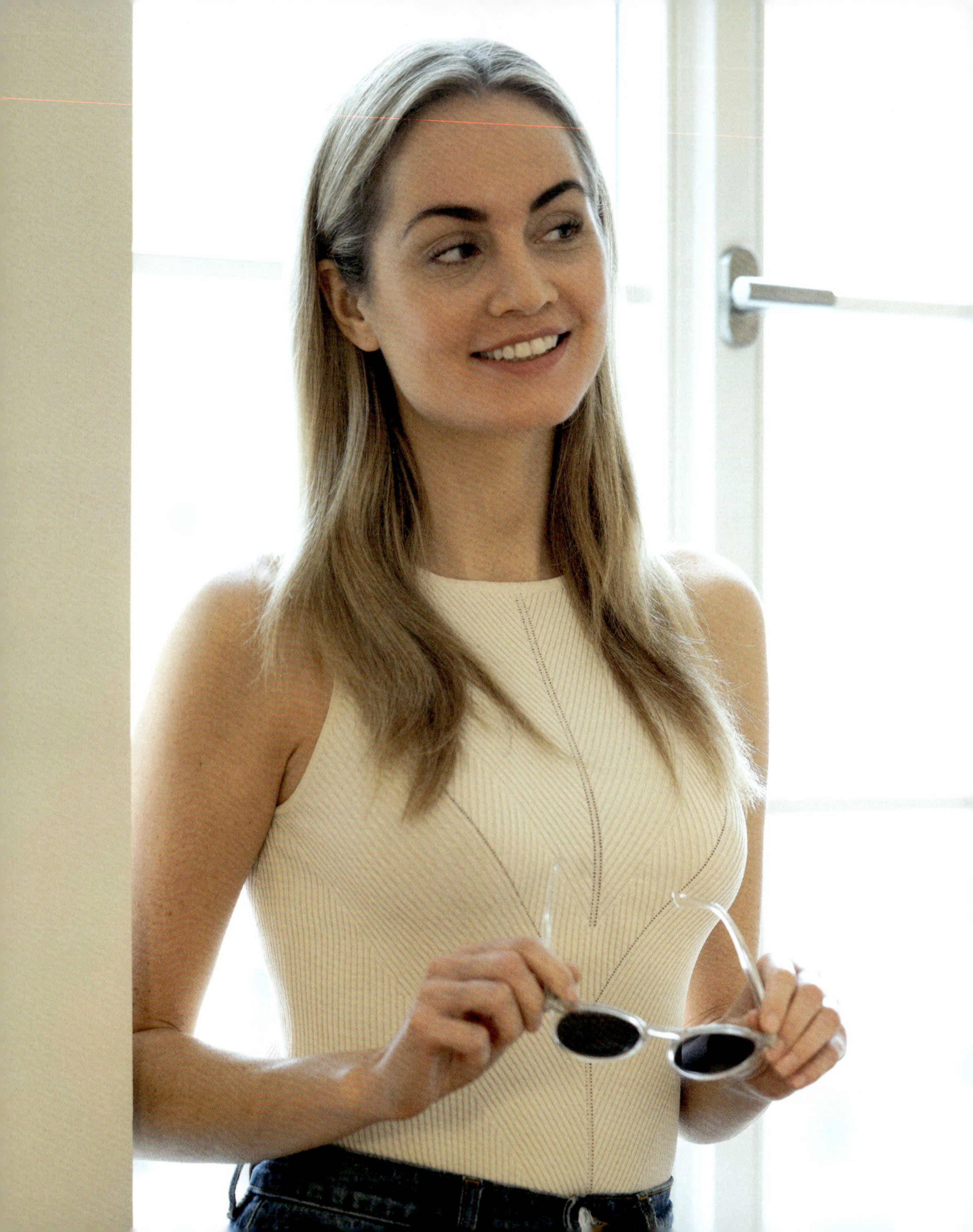

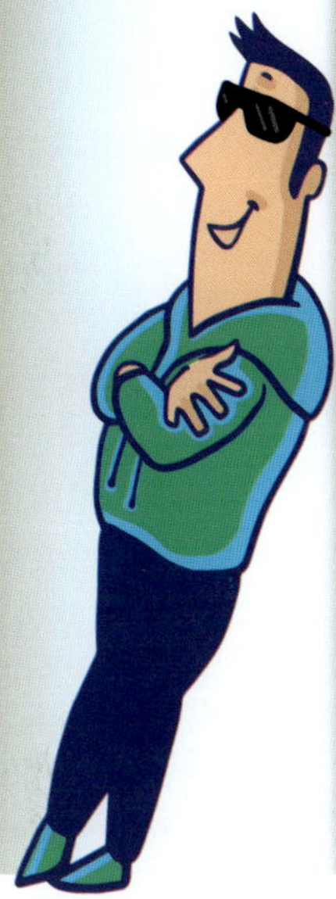

Gesunde und entspannte Augen

Ausgeglichene Augen sind bewegliche und entspannte Augen.

Alles über Ihre Augen

Die Augen – die »Fenster« zu unserer Innenwelt und unserem Gehirn – lieben Bewegung, In-die-Ferne-Sehen, Entspannung, Blinzeln und Palmieren.

Die Augen sind unsere wichtigsten Sinnesorgane, die in ihrer Leistung einzigartig sind. Diese kleinen Präzisionsorgane sind aber auch sehr empfindlich und in der heutigen (digitalen) Informationsgesellschaft häufig überfordert und überstrapaziert. Wir leben in einer Zeit der visuellen Reizüberflutung. Unsere fleißigen Sinnesorgane sind fortwährend auf Höchstleistungen eingestellt. Der dauernde Blick auf kleinere oder größere Bildschirme und Displays strengt unsere Augen außerordentlich an und überlastet sie. Sehprobleme und Sehschwächen, aber auch Nacken- und Kieferverspannungen sind immer häufiger die Folge. Für Bildschirmarbeit sind die Augen eigentlich nicht gemacht. Die natürlichste Art des Sehens ist der Blick in die Ferne sowie ein permanent wechselnder Blick, wie z. B. bei einem Spaziergang in der Natur. Der Blick schweift dabei über verschiedene Punkte. Was den Augen dagegen schadet, sind langes starres, bewegungsarmes Sehen im Nahbereich sowie künstliche Lichtquellen. Sehr häufig führt beides zu brennenden, geröteten, trockenen, tränenden, müden und sogar schmerzenden Augen.

Verspannte Augenmuskeln hängen auch sehr häufig mit Verhärtungen in den Nacken- sowie Kiefermuskeln zusammenhängen. Zwischen diesen Muskeln besteht eine enge reflektorische Beziehung. Ein starrer Blick auf einen Monitor oder eine konzentrierte Arbeit lassen uns häufig die Kaumuskeln anspannen und den Kopf in den Nacken sowie die Schultern nach vorne-oben ziehen.

Entspannung ist für gesunde, vitale Augen ein zentraler Baustein. Dadurch sind ihre Muskeln und Faszien flexibel, nicht verhärtet und fühlen sich angenehm lebendig an. Nur entspannte und bewegliche Augen können gut sehen und schmerzen nicht. Dann sind die Augen nämlich gut durchblutet und können genügend Sauerstoff und Nährstoffe aufnehmen. Mit den Übungen in diesem Buch können Sie viel für Ihre Augengesundheit tun. Beugen Sie Überanstrengungen und Sehschwächen vor und wirken Sie aktiv vorhandenen Beschwerden entgegen. Der Sehnerv und die Sehfähigkeit werden es Ihnen danken.

Die Übungen stärken die oft einseitig genutzten Augenmuskeln (Nahsehen), erhöhen die Flexibilität und die Durchblutung der Augenmuskeln, der Sehnerven, der Augenlinsen und der Hornhaut, die von der direkten Versorgung durch das Blut ausgenommen ist, und sie helfen dabei, überanstrengte Augen wieder zu entspannen. Von Anspannungen gelöste Augenmuskeln sehen besser, klarer und lösen ein Gefühl der Balance in unserem Körpersystem aus. Die Augenentspannung wirkt sich zudem auf Rücken, Nacken, Kopf, Gesicht und sogar auf Seele und Geist immer auch ausgleichend, lösend und erholsam aus. Über die Augen können Sie positiv auf Seele, Geist und das gesamte Nervensystem einwirken. Gestresste, hart blickende oder wütende Augen lösen Anspannungen auch im Denken und Fühlen aus; entspannte Augen dagegen Harmonie, Wohlwollen, Wohlgefühle, freies und frisches Denken.

Das Besondere an diesem Buch: Sie finden hier nicht nur ausschließlich Augenübungen, sondern auch Nacken- und Atlasübungen, denn zwischen Sehzentrum, Kopfgelenken und Nackenmuskeln besteht ein intensiver Informationsaustausch.

Die Augen – die wichtigsten Sinnesorgane

»Der Mensch, das Augenwesen, braucht das Bild«, sagte schon Leonardo da Vinci.

Die Augen sind unser wichtigstes Sinnesorgan, mit dem wir etwa 80 Prozent der Informationen aus unserer Umwelt

Die ganzheitliche Wirkung der Übungen

- überanstrengten Augen Erholung gönnen
- Balance zwischen Augenstress und Erholung wiederherstellen
- Durchblutung, Sauerstoff- und Nährstoffversorgung der Augen verbessern
- Beweglichkeit und Flexibilität der Augen erhöhen
- Augenmuskeln fit halten und stärken
- trockene und müde Augen, Kopfschmerzen und Tinnitus lindern
- Sehkraft stärken
- der Seele etwas Gutes tun; Wohlfühlhormone entstehen lassen
- die Gedanken beruhigen, den Geist erfrischen
- Haut, Bindegewebe und Muskeln um die Augen festigen und geschmeidig halten
- Nackenmuskeln entspannen, verspannte Schultern lockern
- Kopfgelenke mit Atlasübungen mobilisieren

aufnehmen, die dann im Gehirn verarbeitet werden. Die Augen sind das »Tor zur Außenwelt« und gleichzeitig das Fenster zu unserer Seele. Mit ihnen nehmen wir Menschen, Gegenstände und die Natur wahr. Eigentlich sind sie für die Jagd in der freien Natur und das schnelle Erkennen von Bewegungen gemacht. Aber auch heute können wir mit ihnen in kürzester Zeit wesentlich mehr Informationen aufnehmen als mit den anderen Sinnen.

Jedoch steht eines fest: Für dauerndes Nahsehen, z. B. stundenlange Arbeit am Computer und dauernde Smartphone-Nutzung in der Freizeit, sind unsere Augen nicht gemacht.

Und wer kennt sie nicht, die geröteten, trockenen oder sogar tränenden Augen nach langer Bildschirmarbeit oder wenn man eine andere Arbeit verrichtete, bei der man stundenlang auf einen bestimmten Punkt fixiert war. Gönnen Sie deshalb ihren Augen immer wieder kleine Ruhe- oder kleine Bewegungspausen.

Das Sehorgan lebt von Bewegung und Erholung

Das Rezept für scharfes Sehen und gesunde Augen: Augen wollen Bewegung und Entspannung, sie wollen umherschweifen und atmen.

Beim natürlichen Sehen schweifen die Augen über lange Zeit hinweg frei umher und bleiben entspannt. In der heutigen Zeit leisten sie dagegen Schwerstarbeit. Meistens müssen sie sich auf eine relativ kleine Fläche konzentrieren. Das strengt sie nicht nur an und überfordert sie mit der Zeit, sondern durch den reduzierten Lidschlag wird zudem auch zu wenig Tränenflüssigkeit produziert. Deshalb ist es sinnvoll, die Augen bewusst zu bewegen, in die Ferne schweifen zu lassen und immer wieder kleine Übungen sowie Entspannungspausen einfließen zu lassen.

Aber auch Bewegungen des ganzen Körpers, die die allgemeine Durchblutung und die Sauerstoffaufnahme anregen, tun den Augen gut.

Die sauerstoffhungrigen Augen wollen atmen

Sauerstoff ist der Treibstoff für alle Lebensvorgänge. Dabei ist der Sauerstoffbedarf verschiedener Organe unterschiedlich. Das Gehirn und die Augen – die als vorgeschobener Gehirnteil betrachtet werden – sind besonders sauerstoffhungrig. Sie werden es kaum glauben, aber das kleine Organ Auge ist das Organ mit dem stärksten Stoffwechselumsatz und ist somit auf eine gute Sauerstoffversorgung besonders angewiesen. Genauer gesagt, ist es die wenige Millimeter große Netzhaut mit ihren vielen Millionen spezialisierten Sehzellen (Zapfen und Stäbchen), die den größten Bedarf an Sauerstoff hat. Bergsteiger merken dies, wenn bei ihnen in großen Höhen aufgrund des Sauerstoffmangels als Erstes die Sehfähigkeit nachlässt.

Die Durchblutung der Augen wird neben speziellen Augenübungen auch über Ganzkörperschwung-, Streck- und Dehnübungen sowie über den gelösten, tiefen Atem angeregt.

Dr. Bates und die Augenentspannung

Dr. William Bates (1860–1931), Augenarzt und Pionier des Augentrainings, fand Anfang des 20. Jahrhunderts heraus, dass Sehschwächen durch unnatürliche Sehgewohnheiten und auch durch emotionale sowie geistige Anspannung hervorgerufen werden. Er sagte: »Anspannung verschlechtert das Sehen – Entspannung bessert die Sehkraft.« Und: »Sehkraft ist abhängig von unserer inneren Verfassung: Seelische Verspannung bringt unscharfes Sehen.« Und noch ein Zitat: »Die innere Entspannung ist wichtig, um die Außenwelt wieder klar und entspannt sehen zu können.«

Bates erkannte, dass schlechtes Sehen auch durch »geistige Anspannung« verursacht wird. In der Rückenschule weiß man, dass viele Rückenschmerzen mit verspannten Muskeln zu tun haben; Kieferprobleme hängen oft mit überlasteten Kiefermuskeln (Zähneknirschen oder Kieferpressen) zusammen und Augenprobleme und auch Sehschwächen werden neben unnatürlichen Sehgewohnheiten unter anderem durch verspannte Augenmuskeln und »geistige Anspannungen« verursacht.

Verspannte Augenmuskeln veranlassen den Augapfel, seine Gestalt zu ändern. »Wenn es gelingt, diese Muskelanspannungen zu lösen, kann der Augapfel wieder seine ursprüngliche Form annehmen oder dieser zumindest näher kommen.« Dabei geht es auch um die »innere Entspannung«. Stress, Ängste, Ärger etc. führen häufig zu geistig-seelischer Anspannung. Dadurch kommt es zu einer inneren Anspannung, die immer auch verspannte Muskeln und verklebte Faszien zur Folge hat.

»Palmieren« (S. 50) ist wohl die bekannteste Übung von Dr. Bates – ein absolutes Muss bei jedem Augentraining und auch als Pause am Computer oder zwischen anderen Arbeiten sehr hilfreich. Die tiefgehende Augenentspannung stärkt die Sehkraft und tut Augen, Gesicht, Körper, Geist und Seele gut.

Die Augen – Fenster zur Seele und zur Innenwelt

»Das Auge ist der Punkt, in welchem Körper und Seele sich vermischen.«
Christian Friedrich Hebbel (1813–1863)

Nehmen Sie sich einen Moment Zeit, sich in Ihre Augen einzufühlen. Empfinden Sie sie als angenehm entspannt, gesund, lebendig und voller Energien? Oder eher als müde, überanstrengt und brennend? Blicken Sie eher offen, freudig in die Umwelt oder ist Ihr Blick oft starr auf einen Gegenstand gerichtet? Augen können als angenehm, strahlend und sogar leuchtend empfunden werden, oder aber als angestrengt, angespannt, schmerzend, brennend. Der Blick kann offen, aber auch starr sein.

Wir kommunizieren mit den Augen. Sie sind der Spiegel der Seele und verraten, was wir fühlen oder die andere Person fühlt. Nonverbale Botschaften werden (meist unbewusst) ausgetauscht und gesendet. Unsere Augen und die Psyche hängen enger miteinander zusammen, als wir ahnen. Stress, Anspannung, Angst, Wut, aber auch Glück, Freude oder Überraschung lassen sich an unseren Pupillen ablesen – diese weiten sich bei Freude oder verengen sich bei Wut. Stress, langandauernde Konzentrationszeiten, Probleme, Ärger, Ängste und Zorn führen zu Anspannungen – nicht nur in den Augen- und Nackenmuskeln. Freude, ein überraschter oder weiter Blick führen zu Entspannung und Wohlbefinden, nicht nur in den Augen. Die Augen- und Nackenmuskeln beeinflussen sich gegenseitig.

Die Augen bilden unser Fenster zur Welt. Um möglichst viele Informationen aus der Umgebung einzufangen, sind sie immer aktiv. Der Mensch nimmt die Welt zum großen Teil über die Augen wahr. Sämtliche Informationen werden als elektrische Impulse zum Gehirn geleitet und dort zu Bildern verarbeitet. Auf das Wahrgenommene reagiert der Mensch in kürzester Zeit mit Emotionen. Sosehr wir unsere Gefühle manchmal auch zu verbergen suchen, unsere Augen verraten uns oft. Emotionen wie Angst, Ärger, Wut, Freude, Überraschung lassen sich an den Pupillen ablesen. Aber auch an unserer Mimik und den Augenbewegungen. Ein Blick kann offen, interessiert, abwesend, ängstlich oder interessiert sein. Wir können die Augen aufreißen oder sie zusammenkneifen. In Anspannungssituationen oder wenn wir uns schlecht, verärgert, unglücklich fühlen, werden die Augenmuskeln sowie viele andere Muskeln unseres Körpers angespannt. Bewusstes Entspannen tut ihnen gut und wirkt sich auch auf die Gefühlswelt lösend und wohlfühlend aus.

Die Augen – Fenster zum Gehirn

Die Augen weisen eine Besonderheit auf: Die Netzhaut des Auges sowie der Sehnerv werden als Teile des Gehirns betrachtet. Der Sehnerv, der zweite Hirnnerv, ist eigentlich kein Nerv, sondern weiße Gehirnsubstanz. Das Auge verfügt mit der Netzhaut über den einzigen optisch zugänglichen Teil des Gehirns. Der Sehnerv wird aus Fortsätzen der Netzhautzellen gebildet und stellt eine Hochgeschwindigkeitsstrecke zwischen Auge und Gehirn dar. Je öfter wir die Augen entlasten und das umgebende Gewebe entspannen, umso besser geht es dem Sehnerv. Das Gehirn erzeugt ein Bild von dem, was die Augen sehen. Durch Entspannung der Augen können wir auf das Gehirn und das gesamte Nervensystem positiv einwirken. Dinge, auf die wir unsere Augen richten, können unser Gehirn ebenfalls beeinflussen.

Visuelle Überreizung – und das Nervensystem

Das Auge ist über Hirnnerven direkt mit dem vegetativen Nervensystem verbunden. Dieses System, das aus Sympathikus und Parasympathikus besteht, arbeitet automatisch, unwillkürlich, ohne unser bewusstes Zutun. Visuelle Reizüberflutung, schnell wechselnde Bilder am Computer oder Fernseher, das Verarbeiten einer Bilderflut, blinkende Lichter in der Stadt und dergleichen können zu einem überreizten Nervensystem führen. Man fühlt sich unwohl, ständig angespannt und erschöpft oder schläft schlecht. Der Sympathikus, auch Stressnerv genannt, ist aktiv, spannt den Körper an und bereitet ihn auf Kampf oder Flucht vor. Wellness für die Augen bewirkt nicht nur eine Erholung für gestresste Augen, sondern auch Erholung für unser gesamtes Nervensystem. Dabei wird der Ruhenerv, der Parasympathikus, aktiviert, der in unserem Alltag fast immer zu kurz kommt.

Digitaler Augenstress

Unsere Augen unterscheiden sich in ihrer Konstruktion kaum von denen von Menschenaffen oder auch Dinosauriern, sagt Professor Frank Schaeffel. Für das permanente Schauen auf größere oder kleinere Bildschirme sind sie ganz sicher nicht konzipiert, erklärt der Neurobiologe der Uni-Klinik in Tübingen (Forschungsinstitut für Augenheilkunde) im Deutschlandfunk am 5. Oktober 2015. In der Tat sind unsere Augen mit Sicherheit nicht dafür konzipiert, den ganzen Tag statisch auf ein kleines Blickfenster zu schauen, und erst recht nicht in eine ständig hinterleuchtete Lichtquelle. Unsere Augen sind eigentlich dafür angelegt, den Blick den ganzen Tag dynamisch auf Dinge in unterschiedlicher Entfernung zu richten.

In den letzten Jahrzehnten haben sich unsere Arbeitsplätze gewaltig verändert. Während früher viel körperliche Arbeit geleistet wurde, z. B. in der Landwirtschaft, im Garten oder auf dem Feld, sitzen wir heute viele Stunden bewegungsarm und oft in einer ungünstigen Haltung an kleineren oder größeren Bildschirmen. Immer mehr Informationen nehmen wir über die Augen – in ungünstigen Haltungen – an Monitoren oder kleinen Handy-Displays auf. Während sich früher beim Sehen ständig Fernsicht und Nahsicht abwechselten, wird heute vor allem auf nahe Objekte gestarrt. Dies bedeutet dauernde Anspannung der inneren Augenmuskeln, wobei der Sympathikus aktiv ist.

Die visuelle Datenflut nimmt immer weiter zu und die Displays werden immer kleiner: Das Smartphone wird von vielen als Computerersatz gebraucht. Je kleiner das Display, umso belastender ist das für die Augen. Bildschirmarbeit bedeutet immer Höchstleistung für die Augen.

Das »Büro-Augen-Syndrom« (Office-Eye-Syndrom)

Während die inneren Augenmuskeln, die Ziliarmuskeln, beim Sehen in die Ferne entspannt sind, sind sie beim Nahsehen dauerhaft angespannt. Beim natürlichen Sehen schweifen die Augen frei und entspannt in der Weite (Natur) umher und es wird niemals dieselbe Stelle über einen stundenlangen Zeitraum wie am Bildschirm fokussiert. Beim Blick auf den Computer oder auf ein Display werden die Augen zur Nahsicht gezwungen. Dies bedeutet eine ständige Anspannung und Verkrampfung der Ziliarmuskeln. Dadurch wird die Sauerstoffversorgung des Gewebes beeinträchtigt. Mit der Zeit werden die kleinen Muskeln starrer, unflexibler und können sich schlechter auf verschiedene Sehentfernungen einstellen und anpassen. Der starre Blick auf den Bildschirm führt außerdem dazu, dass weniger geblinzelt wird, da der natürliche Blinzelreflex unbewusst unterdrückt wird. Die Lidschlagfrequenz kann sich dann von üblicherweise etwa 15-mal auf 3- bis 5-mal pro Minute vermindern. Dies hat zur Folge, dass der Tränenfilm weniger gut verteilt wird und die Augen austrocknen und gereizt reagieren. Dies kann mitunter zu Entzündungen führen und auch Krankheitserreger einladen.

Erste Hilfe für PC-Augen

Schnelle Hilfe kurz zusammengefasst: Häufiger Wechsel von »in die Nähe und Ferne sehen«, viel blinzeln und viel entspannen. Dann bleiben die Ziliarmuskeln und Augenlinsen flexibel und können gut auf Dinge in verschiedenen Entfernungen scharf stellen.

Körper bewegen: Sitzen Sie dynamisch, stehen Sie öfter auf und gehen Sie ein paar Schritte. Den ganzen Körper immer wieder bewegen.

Körper- und Nackenhaltung: Eine aufrechte Haltung ist Voraussetzung dafür, Nackenverspannungen zu vermeiden und die Durchblutung zu den Augen zu optimieren. Auch der Atem kann dann freier fließen und sorgt für viel Sauerstoff für jede Zelle.

Bewegung des Körpers: Kopf, Nacken, Schultern und gerne auch die Beine sollten so oft wie möglich bewegt werden. Immer wieder aufstehen, umhergehen und kleine Nackendehnübungen machen sorgt für Lockerung und eine gute Durchblutung von Körper und Augen. Ein verspannter Nacken beispielsweise mindert auch die Durchblutung zu den Augen.

Jegliches Starren und langes Fixieren des Bildschirms vermeiden: Bewegen Sie die Augen immer wieder in alle Richtungen, sodass die Augenmuskeln gedehnt und gekräftigt werden und beweglich bleiben.

Wilde Augen: Lösen Sie Ihren Blick häufig vom Monitor. Schauen Sie auf Gegenstände gleich hinter dem Bildschirm, weit daneben und auch auf Utensilien auf dem Schreibtisch. Sie können Ihre Augen im schnellen Wechsel springen lassen oder die Augen auf jedem Gegenstand ein paar Sekunden ruhen lassen.

Dynamische Blicksprünge in die Ferne: Springen Sie mit Ihren Blicken in die Ferne, zu einige Meter weit entfernten Punkten; am besten blicken Sie aus einem Fenster. Richten Sie Ihren Blick auf ein Fensterkreuz, ein Bücherregal, eine Pflanze; noch besser auf Dächer, Bäume, Vögel, Radfahrer, Wolken oder Ähnliches. Nehmen Sie die Umrisse eines Baumes, eines Hauses oder das Blau des Himmels bewusst wahr. Lassen Sie den Blick einige Sekunden auf einem Gegenstand ruhen, bevor Sie weiterwandern. Die Augen werden trainiert und gelockert. Anschließend die Augen kurz entspannt schließen.

Umwandern von Gegenständen: Umfahren Sie mit den Blicken ab und zu Umrisse in Ihrer Umgebung: Türrahmen,

Bücherregale, Wände mit Ecken, Tische etc. Umwandern Sie, wenn möglich, auch Dinge, die Sie aus dem Fenster sehen können.

Umherschauen: Schauen Sie immer wieder unfokussiert um sich herum, egal, wohin.

Häufig blinzeln: Das Blinzeln vor dem Monitor stellt immer eine Soforthilfe gegen computermüde Augen dar. Blinzeln Sie am besten immer wieder zwischendurch, bevor die Augen ermüden und tränen. Lassen Sie Blinzeln zu einer Art Ritual werden.

Palmieren (S. 50): Die beste Augenübung überhaupt, um alle Augenmuskeln und die Augenlinse zu entspannen. Müde und gestresste Augen können so zu jeder Zeit erfrischt werden. Rhodopsin, das Sehpurpur, kann sich nur in der Dunkelheit regenerieren.

Soforthilfen gegen Augenstress am PC

- Stehen Sie (am besten alle 40–60 Minuten; sehr gerne auch häufiger) auf und stellen Sie sich, wenn möglich, vor ein Fenster. Schauen Sie 10–30 Sekunden in die Weite. Lockern Sie dabei Ihre Schultern, indem Sie sie auf und ab schütteln oder kreisen. Wenn Sie wollen, gehen Sie währenddessen ein bisschen auf der Stelle.
- Stehen Sie dann aufrecht und atmen Sie langsam durch die Nase ein, während Sie die Arme seitlich in einem Bogen nach oben führen. Atmen Sie dann langsam durch die Lippen aus und führen Sie die Arme auf demselben Weg zurück. Wiederholen Sie die Atmung und Bewegung 2- bis 4-mal.
- Wiederholen Sie die Übung erneut, aber blinzeln Sie dieses Mal beim Ausatmen; 2- bis 4-mal wiederholen.
- Wiederholen Sie die Übung ein letztes Mal, aber diesmal beim Ausatmen die Augen gelöst und entspannt schließen.

Natürliche Tricks gegen geschwollene, gerötete und brennende Augen

Hier ein paar kleine Haushaltstipps und -tricks, die bei schmerzenden, geschwollenen und gestressten Augen Linderung verschaffen.

Wasser marsch!

Wasser, eine Wohltat für die Augen. Morgens am Waschbecken schwappen Sie mit den leicht gehöhlten Handtellern einige Male lauwarmes bis leicht kaltes Wasser an die geschlossenen Augenlider. Vielleicht gelingt es Ihnen auch, die Augen ab und zu ein wenig geöffnet zu haben. Danach blinzeln. Das befeuchtet die Augen zusätzlich. Natürlich kann diese Übung auch tagsüber oder abends ausgeführt werden. Gegen trockene, brennende oder müde Augen hilft sie immer.

Augenbad nach Kneipp

Ein Geheimtipp, nicht nur fürs Homeoffice. Dazu füllen Sie eine kleine Augenbadewanne, die genau auf ein Auge passt, oder ein anderes Gefäß mit frischem Wasser. Mit den Augen eintauchen und zwinkern. Laut Sebastian Kneipp ist das Augenbad mit einer Schüssel, in die das Gesicht kurz getaucht wird, ein Wundermittel, das nicht nur das Auge reinigt und stärkt, sondern auch die oberen Atemwege, den Stirn-, Nasen- und Nebenhöhlenbereich. Kneipp riet: »Nun richten wir uns wieder auf und streifen das übrige Wasser vom Gesicht ab. Für den klaren Blick sorgt ein ‚Klimpern' mit den

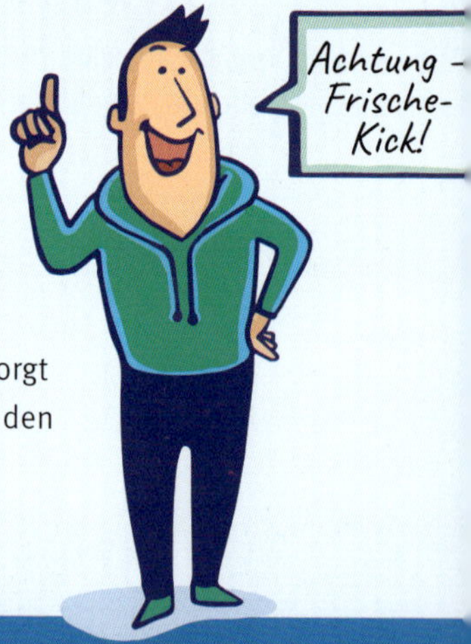

Augenlidern. Das wirkt wie ein Scheibenwischer. Anfangs können die Augen kurz brennen. Doch das bessert sich nach dem zweiten bzw. dritten Mal.« Das Wasser in der Schüssel sollte lauwarm bis leicht kalt sein; es kann auch abgekühlten Augentrosttee enthalten.

Augentrost (Euphrasia)

Nach Kneipp ist Augentrost ein wirksames Heilmittel, das einerseits als Tee getrunken und andererseits äußerlich in Form einer lauwarmen Kompresse oder als Zusatz im Augenbad verwendet werden kann. Augentropfen mit Augentrost haben sich bei Bindehautentzündungen sowie geröteten, gereizten oder trockenen Augen bewährt.

Teelöffeltrick

Wenn Ihre Augen einmal entzündet oder geschwollen sind, wenn sie richtig brennen und wenn Sie morgens (nach einer langen Nacht) mit Tränensäcken aufwachen, helfen kalte Teelöffel. Auch wenn Sie zu lange vor dem PC gesessen haben und die Augen brennen, helfen sie. Kälte wirkt immer entzündungshemmend und abschwellend. Die Blutgefäße verengen sich und die Haut wird gestrafft. Eingelagerte Flüssigkeit wird abtransportiert und frischer Sauerstoff kann die Zellen wieder vitalisieren. Legen Sie die Löffel zuvor in das Eisfach (dann beim Auflegen mit einem dünnen Stoff bedecken) oder den Kühlschrank oder stellen Sie sie in ein Glas kaltes Wasser. Legen Sie dann die gerundete Rückseite der kalten Teelöffel über die geschlossenen Augen, auf die Jochbeine oder auf die Augenbrauen oder neben die Augenwinkel.

Kalte Schwarz- oder Grünteebeutel

Legen Sie sich auf eine Unterlage und legen Sie die ausgedrückten und gekühlten Teebeutel für etwa 10 Minuten auf die geschlossenen Augen. Die im Tee enthaltenen Gerbstoffe wirken antibakteriell und können die Lymphdrüsen unterstützen, den Lymphstrom aktivieren und abschwellend wirken.

Augentropfen

Augentropfen mit Hyaluronsäure befeuchten trockene Augen. Hyaluron bindet Wasser und stabilisiert die gelartigen Eigenschaften des Tränenfilms. Dexpanthenol kann zusätzlich die feuchtigkeitsspendende Wirkung verstärken. Idealerweise sollten die Augentropfen keine Konservierungsstoffe enthalten.

Anatomie & Funktion – eine Reise ins Innere unserer Augen

Ein Ausflug ins Innere der Augen. Alles, was Sie über Anatomie und Funktion der Augen, die Netzhaut und die Augenmuskeln wissen müssen.

Die Augäpfel liegen zusammen mit ihren sechs Augenmuskeln, Nerven und Blutgefäßen in den von Schädelknochen gebildeten Augenhöhlen und sind in weiches Fettgewebe eingebettet. Beide Augäpfel sind kleine, kugelförmige Wunderwerke, die in drei Schichten zwiebelschalenartig aufgebaut sind: in die äußere, mittlere und innere Augenhaut. Bei geöffneten Lidern ist nur der vordere Bereich sichtbar, der aus der durchsichtigen Hornhaut sowie Teilen der Lederhaut besteht. Unter der Hornhaut liegen die Regenbogenhaut, die auch Iris genannt wird, sowie die Pupille (das Sehloch), die ebenfalls sichtbar sind.

Lederhaut und Hornhaut

Zur äußeren Augenhaut gehören die Lederhaut und die Hornhaut. Die undurchsichtige Lederhaut (das »Weiße des Auges« ist der sichtbare Bereich der

Lederhaut), die aus kräftigen Kollagenfasern sowie elastischem Gewebe besteht, sie dient dazu, dass das Auge seine Form behält und in sich stabil und vor schädlichen Einflüssen geschützt bleibt. Sie bedeckt den Augapfel zu etwa 80 Prozent. Vorne geht sie in die Hornhaut über, hinten lässt sie eine Lücke für die Fasern des Sehnervs frei. An der Lederhaut setzen die äußeren Augenmuskeln an.

Im vorderen Augenabschnitt wird die Lederhaut Hornhaut genannt. Diese ist gefäßfrei, lichtdurchlässig, glasklar und mit vielen Nerven durchzogen. Wie ein gewölbtes Uhrglas oder eine klare Kuppel ist sie in die Lederhaut eingelassen und legt sich über Iris und Pupille. Die Hornhaut ist hart wie Hornsubstanz, dabei aber hauchdünn.

Die Hornhaut, die aus Kollagenfasern besteht, dient dem Auge als »Fenster« zum Durchschauen, denn durch sie fällt das Licht hinein. Sie bündelt in Zusammenarbeit mit der Augenlinse die eintretenden Lichtstrahlen und ist in entscheidendem Maße an der Lichtbrechung beteiligt. Dies ist wichtig, damit das einfallende Licht im Augeninnern punktförmig fokussiert und dadurch scharf auf die Netzhaut projiziert wird. Das gewährleistet »scharfes Sehen«.

Wie die Haut unseres Körpers schützt die Hornhaut das Auge – ähnlich wie auch das Augenlid – vor äußeren Einflüssen wie Zugluft, Fremdkörpern, Insekten, Staub oder Regen. Sie ist mit einer Windschutzscheibe vergleichbar. Außen wird sie von einer feinen Schleimhaut – der Bindehaut – überzogen, die auch das Innere der Augenlider auskleidet.

Sie wird – inklusive der Lid-Innenseiten – durch die Tränenflüssigkeit ständig benetzt, damit sie nicht austrocknet und dadurch trüb wird. Bei jedem Lidschlag wird Tränenflüssigkeit über der Hornhaut verteilt.

Aderhaut, Ziliarkörper, Regenbogenhaut

Die mittlere Augenhaut besteht aus Aderhaut, Ziliarkörper und Regenbogenhaut. Die Aderhaut liegt zwischen der Lederhaut und der Netzhaut, umgibt nahezu den gesamten Glaskörper des Auges und ist für die Sauerstoff- und Nährstoffversorgung sowie den Abtransport von Stoffwechselschlacken verantwortlich. Die Aderhaut, die aus einem dichten Netz kleiner Blutgefäße besteht, versorgt die sauerstoffhungrige Netzhaut mit ihren

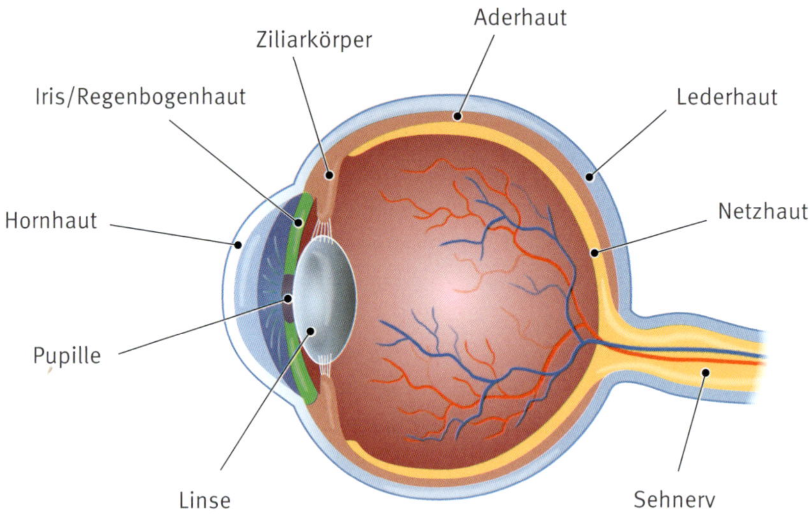

Aufbau des Auges.

Zapfen- und Stäbchenzellen. Sie ist das im menschlichen Körper am intensivsten durchblutete Gewebe. Vorne schließen sich Ziliarkörper und Regenbogenhaut an.

Die Regenbogenhaut, auch Iris genannt, ist der vorderste Teil der mittleren Augenhaut und schwimmt im Kammerwasser zwischen Hornhaut und Augenlinse. Sie enthält eingelagerte Farbstoffe, durch die die Augenfarbe entsteht, und dient vor allem zur Regulierung des Lichteinfalls in das Auge, wodurch sie vor übermäßiger Blendung schützt. Durch die Pupillenöffnung in der Mitte der Iris werden die Lichtstrahlen in das Augeninnere weitergeleitet. Durch die zwei eingelagerten Muskeln wird die Weite der Pupille unwillkürlich reguliert (Adaptation). Die Regenbogenhaut funktioniert wie die Blende einer Kamera, indem sie die Pupille vergrößert oder verkleinert.

Die Aderhaut geht im vorderen Bereich in den Ziliarkörper über. Er schließt sich ringförmig an den peripheren Rand (Iriswurzel) der Iris (Regenbogenhaut) an. Er besteht aus Bindegewebefortsätzen, den Zonulafasern, über die die Augenlinse stabil am Ziliarkörper aufgehängt ist. In den Ziliarkörper ist eine Schicht aus glatter Muskulatur, der Ziliarmuskel, eingelagert. Seine Funktion liegt in der Nahakkommodation des Auges.

Pupille

Der innere Irisrand umschließt die Pupille, das Sehloch, und liegt auf der Vorderfläche der Linse. Die farbige Regenbogenhaut umrahmt die Pupille. In der Regenbogenhaut sind zwei Muskeln eingelagert (M. sphincter pupillae und M. dilatator pupillae), die als »Schließmuskeln« und »Erweiterer« der Pupille dienen, indem sie ihre Weite – und damit die Menge des einfallenden Lichtes – reflektorisch regulieren. Sie können die Pupille vergrößern oder verkleinern. Wenn wir beispielsweise aus einem hellen in einen dunkleren Raum eintreten, vergrößert sie sich, damit mehr Licht ins Auge eintreten kann. Umgekehrt verkleinert sie sich bei zu großer Helligkeit.

Die Fähigkeit unserer Augen, sich der Helligkeit anzupassen, nennt man »Pupillenreflex«. Wenn wir plötzlich aus einem dunklen Raum ins Helle treten, blendet es uns, da durch die noch große Pupille sehr viele Lichtteilchen ins Auge fallen.

Augenlinse

Die Augenlinse ermöglicht uns scharfes Sehen in die Ferne und auf nahe Entfernungen. Ihre Funktion besteht darin, das durch die Pupille eintretende Licht zu bündeln, sodass auf der Netzhaut im Augenhintergrund ein scharfes Bild entsteht. Die Augenlinse befindet sich hinter der Regenbogenhaut und der Pupille, ist glasklar, durchsichtig und ein elastischer Körper, der sich leicht durch die Kontraktion der Ziliarmuskeln verformen lässt. Dadurch kann sie ihre Brechkraft ändern und sowohl weit entfernte als auch nahe Gegenstände fokussieren und infolgedessen ein Bild scharf stellen. Dies geschieht über ihre Krümmung. Durch eine starke Krümmung entsteht eine höhere Brechung. Beim In-die-Ferne-Sehen entspannen sich die Muskeln und die Linse bleibt flach.

Die Elastizität der Augenlinse nimmt mit den Jahren ab. Ein schwacher Ziliarmuskel in Verbindung mit einer verhärteten Linse hat zur Folge, dass sich das Auge schwerer auf kurze Distanzen einstellen kann. Hinauszögern lässt sich dieser Prozess durch Entspannung und Mobilisation der Augenmuskulatur (um Verhärtungen entgegenzuwirken). Entspannung sowie gezieltes Beüben und Bewegen der Ziliar- und Augenmuskeln regen die Durchblutung und Sauerstoffversorgung an. Auch Atemübungen sind sinnvoll.

Die Linse kann eintrüben, wenn abgelagerte Zellfasern im reiferen Alter immer dichter werden, sie unflexibler wird und der Wassergehalt abnimmt. Diese Linsentrübung nennt man »Grauen Star«. Risikofaktoren für eine frühzeitige Linsentrübung sind Alkoholmissbrauch, Rauchen und UV-Strahlung durch Sonne. Die Augenlinse absorbiert UV-Strahlung, um die empfindliche Netzhaut zu schützen. UV-Strahlen können die Eiweiße, aus denen die Linse besteht, zerstören. Außerdem lagern sich Pigmente in die Linse ein. Das Tragen einer Sonnenbrille mit UV-Schutz an hellen Tagen ist daher zu empfehlen.

Beim Nahsehen kontrahiert sich der Ziliarmuskel, wobei sich die Linse krümmt. Durch dauerndes Nahsehen kann sie schneller unflexibel werden, als es dem normalen Alterungsprozess entspricht. Fachleute weisen darauf hin, dass in der heutigen Zeit durch das über lange Zeit hinweg konzentrierte Betrachten des Monitors (oder andere Naharbeiten) sich die Augen der Nahentfernung anpassen und es für sie immer schwieriger wird, auch in die Ferne wieder scharf zu sehen. So kann man in Fachzeitschriften immer wieder lesen, dass »Kurzsichtigkeit durch PC-Nutzung zunimmt«.

Glaskörper

An die Linse schließt sich der Glaskörper an. Er füllt das Augeninnere zwischen Linse und Netzhaut aus. Wie ein Ballon liegt er dazwischen. Er ist durchsichtig und von gelartiger Substanz, die zu 98 % aus Wasser und zu etwa 2 % aus Hyaluronsäure und Kollagen besteht. Die Aufgabe des »Glasballons« ist es, die Form des Augapfels von innen zu stabilisieren. Durch ihn wird die innerste Augenhülle, die Netzhaut, an die durchblutete Aderhaut angedrückt.

Nachdem die Lichtstrahlen durch die Hornhaut, die Pupille und die Iris gefallen sind, gelangen sie durch den Glaskörper (diese Kombination wird als »optischer Apparat« bezeichnet). Hier endet die Aufgabe des optischen Apparats und die

Netzhaut kommt ins Spiel. Jetzt liegt es an ihr, die Lichtreize in Nervenimpulse umzuwandeln.

Netzhaut, Zapfen und Stäbchen

Die innere Augenhaut wird Netzhaut genannt und stellt die komplexeste Schicht dar. Sie ist ein vorverlagerter Teil des Gehirns, dünn wie Seidenpapier, und enthält unsere Sehzellen. Diese circa 130 Millionen empfindlichen Lichtsinneszellen sind darauf spezialisiert, Licht- und Farbreize in elektrische Impulse umzuwandeln, um diese dann über den Sehnerv an das Gehirn weiterzuleiten. Es werden zwei Arten unterschieden: Zapfen und Stäbchen. Dabei stehen etwa 120 Millionen Stäbchen sechs bis sieben Millionen Zapfen gegenüber.

Die Zapfen sind die Farbrezeptoren und lassen uns Farbe sehen (Tageslicht). Sie ermöglichen uns das fokussierte Sehen und das Sehen auf verschiedene Entfernungen. Die Zapfen benötigen starke Lichtimpulse. Da sie nicht sehr

▼ Aufbau der Netzhaut aus Zapfen und Stäbchen.

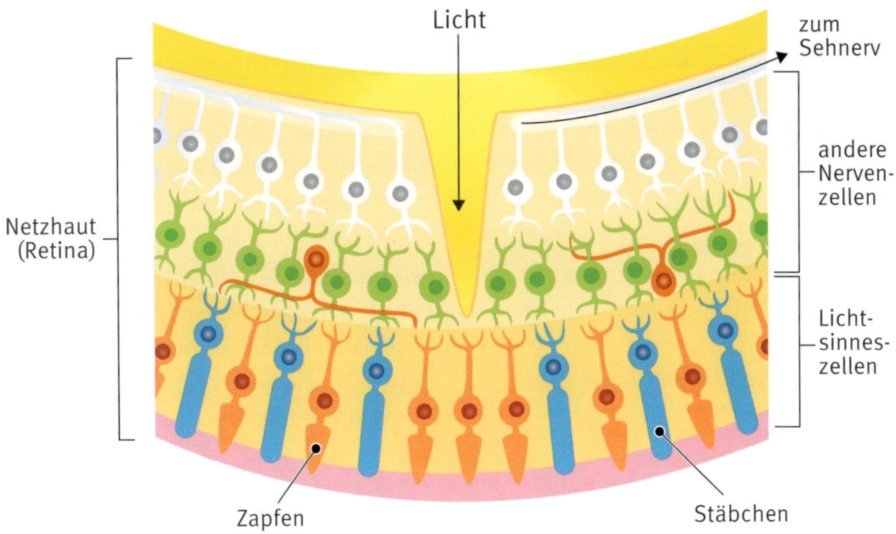

lichtempfindlich sind, reagieren sie nur bei Tageslicht und bei ausreichender Beleuchtungsstärke. Dafür zeichnen sie sich durch eine hohe Sehschärfe aus. Am dichtesten gepackt sind sie in der Mitte der Netzhaut, der sogenannten Makula.

Die Stäbchen ermöglichen uns das Hell-dunkel-Sehen. Weil sie sehr lichtempfindlich sind, können wir in der Dämmerung und sogar in der Nacht sehen, allerdings nur in Schwarz-Weiß. Der Sehbereich ist dann verschwommen, aber sehr groß. Die Hauptkonzentration der Stäbchen befindet sich außerhalb der »Stelle des schärfsten Sehens«. Dank der Stäbchen können wir das gesamte periphere Blickfeld aufnehmen und abscannen. Das periphere Sehen geschieht also nicht mit den Zapfen, die in der Netzhautmitte liegen, sondern mit den Stäbchen, die außerhalb des zentralen Bereichs der Netzhaut liegen. Mit ihnen können wir Dinge im peripheren Blickfeld wahrnehmen, selbst wenn wir uns auf eine Sache (vor uns) konzentrieren. Beim peripheren Sehen wird nicht die zentrale Stelle der Netzhaut zum Fixieren eines Objekts benutzt.

Rhodopsin, auch Sehpurpur genannt, ist ein Pigment in den Stäbchen, das für Hell-Dunkel-Sehen verantwortlich ist. Dieser lichtempfindliche Farbstoff wird durch einfallendes Licht verbraucht, wodurch eine Reihe von Reaktionen in Gang gesetzt werden, wodurch schließlich ein elektrischer Impuls durch den Sehnerv zum Gehirn weitergeleitet wird. Rhodopsin zerfällt in das Eiweiß Opsin und das Vitamin-A-Derivat Retinal. Das zerfallene Rhodopsin, das für den Sehvorgang verbraucht wird, muss wiederaufgebaut werden. Dies geschieht in der Dunkelheit. Zudem wird hier Vitamin A benötigt.

Gelber Fleck (Makula)

Die Stelle der Netzhaut, die die größte Dichte an »Zapfen« aufweist, die für das Farbsehen verantwortlich sind, ist auch die Stelle des »schärfsten Sehens« und wird auch als »gelber Fleck« bzw. »Makula« bezeichnet. Das Zentrum der Makula bildet die sogenannte Sehgrube, die Fovea centralis. Fokussieren wir Objekte, werden sie genau in diesem Bereich scharf abgebildet. Die Sehgrube ist darauf ausgerichtet, bei Helligkeit detailgenaue Bilder so exakt wie möglich an den Sehnerv weiterzuleiten. Sie enthält ausschließlich Zapfenzellen. Lutein und Zeaxanthin sind Bestandteile der Makula. Diese Pigmente

Der Sehvorgang – von der Netzhaut zum Gehirn

Das Auge wird gerne mit einem Fotoapparat verglichen. Genau wie bei einem Kameraobjektiv fällt Licht durch einzelne Bauteile des Auges. Damit wir ein scharfes Bild wahrnehmen können, müssen Lichtstrahlen, die aus verschiedenen Winkeln ins Auge einfallen, auf der Netzhaut in einem Brennpunkt gebündelt werden: im Zentrum des »gelben Flecks« (Makula). Über die Augenlinse (das »Objektiv«), die mittels Akkommodation (Autofokus) auf die richtige Entfernung eingestellt wird, und die Pupille (Blende), die den Lichteinfall regelt, gelangt das Licht auf die Netzhaut (Sensor). Dort trifft es punktförmig auf die Sehgrube (Fovea centralis), die »Stelle des schärfsten Sehens«. In der Fovea centralis wird das Licht in Nervenimpulse umgewandelt, die dann über den Sehnerv in das Sehzentrum des Gehirns gelangen.

Die visuellen Reize werden im Sehzentrum, auch als Sehrinde bezeichnet, verarbeitet. Dieses liegt im sogenannten Hinterhauptslappen (Okzipitallappen) jeder Großhirnhälfte. Hier werden die visuellen Informationen zu einem Bild-Code umgerechnet und gelangen ins Bewusstsein. Erst im Gehirn entsteht also ein Bild. Dies geschieht in »Lichtgeschwindigkeit«.

werden auch als »natürliche Sonnenbrille« bezeichnet. Sie fangen das energiereiche und besonders gefährliche blaue Licht ab, welches die Bildung freier Radikale initiiert. Vor allem die Zellmembranen der Sehzellen bestehen zum großen Teil aus ungesättigten Fettsäuren, die sehr empfindlich auf Licht reagieren. Verschiedene Studien zeigen eine positive Wirkung von genügend Lutein- und Zeaxanthinzufuhr durch Nahrung oder Ergänzungsmittel.

Der Sehnerv – verbindet Augen und Gehirn

Zu jedem Auge gehört ein Sehnerv. Er ist der zweite von 12 Hirnnerven und ist kein eigentlicher Nerv, sondern weiße Gehirnsubstanz. Er beginnt an einer Stelle am Augenhintergrund, wo sich die Nervenendigungen der Netzhaut zum Sehnerv bündeln. Dort gibt es eine etwa dreieinhalb Millimeter große Öffnung für den Durchtritt des Nervus opticus durch die weiße Lederhaut des Auges.

Der Sehnerv enthält rund 1 Million Nervenfasern und leitet die Nervenimpulse von der Netzhaut zum Sehzentrum in der Großhirnrinde.

Ein erhöhter Augeninnendruck (Glaukom, Grüner Star) kann den Sehnerv schädigen. Augenärzte empfehlen deshalb eine regelmäßige Untersuchung des Augeninnendrucks in höherem Alter.

Augenmuskeln

Unsere Augen gelten als die fleißigsten Muskeln unseres Körpers. Sie sind ständig in Bewegung und müssen 100.000-mal pro Tag in Aktion treten. Die Augenmuskeln ermöglichen die vielfältigen Bewegungen des Augapfels. Die Augenmuskulatur lässt sich in die äußere und die innere Augenmuskulatur unterteilen. Durch ein komplexes Zusammenspiel führen die Augen Drehbewegungen in alle Richtungen aus und können sich auf verschiedene Entfernungen einstellen. Während die äußeren Augenmuskeln zur quergestreiften Muskulatur zählen, die man willkürlich bewegen kann, bestehen die inneren Augenmuskeln aus glatter Muskulatur und werden vom vegetativen Nervensystem (steuert unbewusst ablaufende Vorgänge) gesteuert.

Äußere Augenmuskeln

Insgesamt besteht die äußere Augenmuskulatur aus sechs Muskeln: vier geraden und zwei schrägen Muskeln. Die äußeren Augenmuskeln setzen direkt am Augapfel an und ziehen in die Augenhöhle. Ein Muskel ist etwa so dick und so lang wie ein kleiner Finger.

Dank ihrer jeweils sechs Muskeln sind die Augen in der Lage, sich blitzschnell in verschiedene Richtungen zu drehen und zu bewegen: Horizontale, vertikale und auch diagonale Augenbewegungen sind möglich. (Selten werden all diese Bewegungen wirklich ausgenützt). Die Augenmuskeln gelten als die ausdauerndsten Muskeln unseres ganzen Körpers. Sie können sich schneller bewegen als alle anderen Muskeln.

Gut zu wissen: Die Augenmuskeln stehen mit den Schulter-, Nacken-, Kiefer- und auch Gesichtsmuskeln in engem Zusammenhang. Anspannungen dieser Muskeln haben immer auch Auswirkungen auf die Augen; und die Entspannung dieser

Muskeln wirkt sich immer positiv auf die Augen aus. Umgekehrt gilt das Gleiche.

Folgende Augenmuskeln lassen sich voneinander unterscheiden:

- oberer gerader Augenmuskel (Musculus rectus superior)
- unterer gerader Augenmuskel (Musculus rectus inferior)
- äußerer (seitlicher) gerader Augenmuskel (Musculus rectus lateralis)
- innerer (nasal gelegener) gerader Augenmuskel (Musculus rectus medialis)
- oberer schräger Augenmuskel (Musculus obliquus superior)
- unterer schräger Augenmuskel (Musculus obliquus inferior)

Innere Augenmuskeln und Ziliarmuskeln

Die inneren Augenmuskeln bestehen aus drei Muskeln:

- M. sphincter pupillae
- M. dilatator pupillae
- Ziliarmuskel

Die ringförmigen Pupillenmuskeln bestimmen die Pupillenweite (S. 25).

Die Ziliarmuskeln sind für »scharfe Sicht« verantwortlich und zählen zu den »inneren Augenmuskeln«, die sich hinter der Hornhaut und vor dem Glaskörper befinden. Ein Ziliarmuskel ist ein ringförmiger Muskel im Auge, der über Zonulafasern (Bänder) an der Augenlinse angehängt ist. Er kann die Krümmung der Augenlinse und damit die Brechkraft des Linsensystems stufenlos verändern, indem er sie verengt und erweitert. Die Augen passen sich dadurch unwillkürlich an unterschiedliche Entfernungen an.

Im Normalzustand ist das Auge so eingestellt, dass man in der Ferne scharf sieht. Die Ziliarmuskeln sind entspannt, wenn wir in die Weite schauen, aber wenn wir in die Nähe, beispielsweise auf einen Monitor, blicken, sind sie angespannt, damit die Augenlinsen sich wölben und der nahe Gegenstand scharf gesehen werden kann. Bei stundenlanger Computerarbeit oder beim Blick auf einen nahen Gegenstand stehen die Ziliarmuskeln unter Dauerspannung und können sich mit der Zeit immer weniger gut entspannen. Sie verhärten und werden weniger gut durchblutet. Damit die Linse elastisch und flexibel bleibt und sich der Ringmuskel nicht verkrampft, benötigen die Augen einen regelmäßigen Blickwechsel zwischen Nah und Fern sowie regelmäßige Entspannungspausen.

Akkommodation – das Scharfstellen

Mit Akkommodation wird die funktionelle Nah- und Ferneinstellung des Auges durch Veränderung der Linsenkrümmung beschrieben, um Dinge in unterschiedlichen Entfernungen zu fokussieren, also in den Blick (Fokus) zu nehmen. Dies geschieht über die Veränderung der Dicke der Augenlinse. Das verantwortliche Team dafür sind die Augenlinse, die Zonulafasern und vor allem der Ziliarmuskel. Das Auge kann nicht gleichzeitig nahe und ferne Gegenstände scharf sehen. Aber mithilfe des Ziliarmuskels und der Linse kann es sich an die verschiedenen Entfernungen anpassen. Der Akkommodationsvorgang ist durch die elastische, flexible Augenlinse möglich, die ihre Form mit Hilfe der Ziliarmuskeln verändern kann.

Nah- und Fernakkommodation: Dank des Ziliarmuskels kann die Krümmung der Augenlinse stufenlos verändert werden, sodass sich die Linse der jeweiligen Entfernung anpasst. Ohne ihre Elastizität wäre der Wechsel von Nah- und Fernsicht nicht möglich. Im Normalfall ist das Auge so eingestellt, dass es in die Ferne gut sieht. Der Ziliarmuskel befindet sich dann in seiner Ruhposition. Mithilfe der Zonulafasern, die Muskeln und Linse verbinden, hält der Ziliarmuskel die Augenlinse sozusagen in Position. Ist der ringförmige Muskel entspannt, werden die Zonulafasern gespannt, was wiederum dazu führt, dass die Linse in die Länge gezogen und flacher wird. Wird der Ziliarmuskel dagegen beim Nahsehen angespannt, erschlaffen die Zonulafasern und aufgrund der Eigenelastizität der Linse schnellt diese zusammen, wird klein und verdickt sich. Wenn sich die Linse zusammenzieht, sieht man nur im Nahbereich scharf.

Sehen im Fernbereich:

- Augenlinse ist flach, dadurch reduziert sich ihre Brechkraft
- Ziliarmuskel ist entspannt
- Zonulafasern ziehen sich zusammen und ziehen die Linse flach auseinander
- Objekte in der Ferne werden scharf gesehen
- für die Augen entspannend

Sehen im Nahbereich:

- Augenlinse wölbt sich, ihre Brechkraft ist größer
- Durch das Zusammenziehen des Ziliarmuskels und das Erschlaffen der

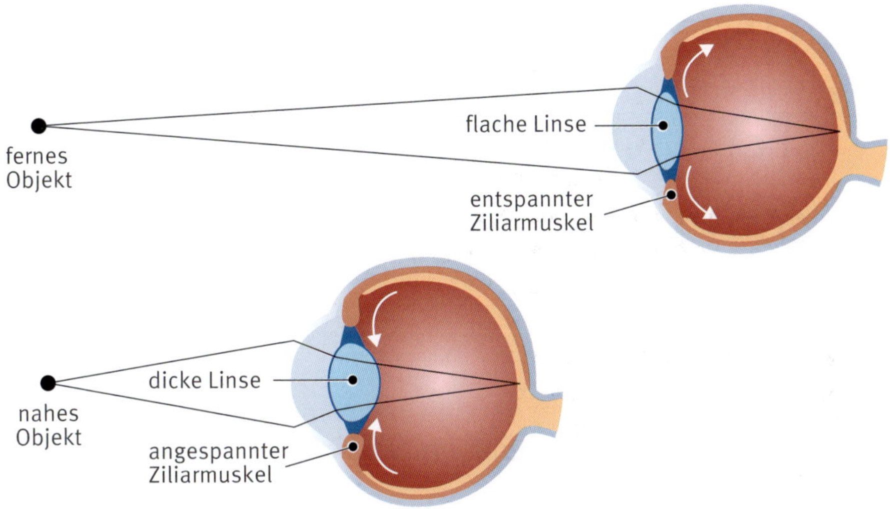

Akkommodation (Scharfstellen) des Auges

Zonulafasern und aufgrund ihrer Eigenelastizität nimmt die Krümmung der Linse zu.

- Objekte in der Nähe werden scharf gesehen.
- für die Augen anstrengend

Mit zunehmendem Alter kann es zu einer Verhärtung der Linse und zu einer Verschlechterung der Akkommodationsfähigkeit kommen. Augenübungen, Entspannung und durchblutungsfördernde Übungen können diesen Prozess verzögern und manchmal auch umkehren. Gewebe, das gut durchblutet und ernährt sowie mit Sauerstoff versorgt ist, bleibt immer elastischer als verhärtetes Gewebe. Akkommodations- und andere Augenübungen, Spaziergänge und Atemübungen an der frischen Luft halten die Augen länger gesund.

Fehlsichtigkeit, Augenerkrankungen und Augenbeschwerden

In diesem Kapitel geht es um häufige und weniger häufig auftretende Augenbeschwerden und -krankheiten.

Die häufigsten Fehlsichtigkeiten sind Kurz-, Weit- und Alterssichtigkeit. Experten gehen davon aus, dass Sehgewohnheiten, die die Augen einseitig belasten und schwächen, Gründe für viele Fehlsichtigkeiten sind.

Kurzsichtigkeit: Bei Kurzsichtigkeit sieht man in der Nähe scharf, jedoch in die Weite unscharf. Der Augapfel ist beim Kurzsichtigen in der Regel zu lang, sodass Hornhaut und Linse zu weit von der Netzhaut entfernt sind. Die einfallenden Lichtstrahlen werden vor der Netzhaut gebündelt, sodass das Bild nicht auf der Netzhaut entsteht und ein unscharfes Bild wahrgenommen wird.

Weitsichtigkeit: Weitsichtige sehen in die Ferne scharf, jedoch nicht in die Nähe. Der Grund hierfür liegt an einem zu kurzen Augapfel. Einfallende Lichtstrahlen werden hinter der Netzhaut gebündelt und dadurch unscharf abgebildet. Es entsteht ein verschwommenes Bild hinter der Netzhaut.

Alterssichtigkeit: Mit den Jahren fällt das Sehen im Nahbereich schwerer. Der Grund liegt vor allem darin, dass Augenlinse und Linsenmuskel an Elastizität verlieren. Stundenlanges, konzentriertes Nahsehen fördert die Verhärtung von Linse, Muskeln und Gewebe. Bei der Altersweitsichtigkeit wölbt sich die Linse trotz eines entspannten Ziliarmuskels (beim Nahsehen) nicht mehr ausreichend. Während man im Alter von 20 Jahren etwas in einer Entfernung von zehn Zentimetern, im Alter von 40 Jahren in einer Entfernung von 25 Zentimetern und mit 50 in einer Entfernung von 50 Zentimetern scharf sehen kann, klappt die Naheinstellung mit 65 Jahren nur noch auf 2 Meter. Ab diesem Alter ist der Prozess der Linsenverhärtung in der Regel abgeschlossen und die Altersweitsichtigkeit verschlechtert sich nicht mehr.

Augenerkrankungen

Grauer Star – trübe Sicht

Beim Grauen Star trübt sich die ursprünglich klare Augenlinse ein. Sie besteht zu etwa 65 % aus Wasser und zu 35 % aus Eiweißen. Die restlichen Bestandteile sind Enzyme, Antioxidantien und Vitamin C. Die Linsenproteine werden nur ein einziges Mal in der Embryonalentwicklung angelegt und sind so alt wie der Mensch selbst. Schutzproteine sorgen normalerweise dafür, dass die Eiweiße nie verklumpen. Blutgefäße und Nerven gibt es in der Linse keine. Die hoch konzentrierte Proteinlösung ist normalerweise klar. Im Laufe des Lebens können sich jedoch Eiweißstrukturen der Augenlinse verändern und die Linsenzellen sich verdichten. Risikofaktoren sind neben dem Alterungsprozess Stoffwechselstörungen, Diabetes mellitus, Medikamente (z. B. längerfristige Kortisongaben) und UV-Strahlen. Damit die Eiweißproteine nicht instabil werden und abgebaut werden, müssen sie permanent in gelöstem Zustand gehalten werden. Werden instabile Proteine abgebaut, verklumpen die restlichen Proteine und das führt zu einer Trübung der Linse und sie verliert ihre Elastizität.

»Wenn das Gleichgewicht der Proteine in der Linse gestört ist, verklumpen diese miteinander und die Augenlinse trübt sich«, erklärt Prof. Johannes Buchner vom Lehrstuhl für Biotechnologie der TUM. Dann entsteht der Graue Star. Augenärzte sprechen sich dafür aus, dass eine ausgewogene, vitaminreiche Ernährung und langfristig regelmäßige Bewegung wichtig dafür sind, dass die Augen lange gesund bleiben. Dr. Wollring, Facharzt für Augenheilkunde und Pressesprecher beim Berufsverband der Augenärzte Deutschlands, weist außerdem auf die Wichtigkeit von Vitamin C hin, da eine Studie mit 324 Zwillingen ergab, dass die Ernährung mit genügend Vitamin C die Augenlinse schützt. Man nimmt an, dass Vitamin C das Eintrüben der Linse verhindert oder hinauszögert, weil es sich innerhalb der Augenflüssigkeit ansammelt.

Wissenschaftler forschen, wie man die Linsenproteine auch im späteren Alter in ihrem gelösten Zustand erhält. Die bisher gängige Methode der Behandlung von Grauem Star ist eine Operation, bei der eine künstliche Linse ins Auge eingesetzt wird.

Grüner Star – Sehnerv unter Druck

Beim Grünen Star kommt es zu einer Schädigung des Sehnervs. Hauptrisiko hierfür ist ein erhöhter Augeninnendruck. Das Auge benötigt einen gewissen Druck, um nicht zusammenzufallen und die nahezu runde Form zu erhalten. Dafür ist das Kammerwasser maßgeblich, das außerdem für die Nährstoffversorgung von Hornhaut und Linse wichtig ist. Das Kammerwasser fließt kontinuierlich von der hinteren in die vordere Augenkammer und von dort durch ein feines Kanälchen wieder heraus. Ist der Abfluss des Kammerwassers im Augeninneren durch Gewebeveränderungen oder Ablagerungen verstopft, steigt der Augeninnendruck. Der erhöhte Druck in der hinteren Augenkammer schädigt auf Dauer die Nervenfasern des Sehnervs. Als weitere Ursache wird eine schlechte Durchblutung des Sehnervs diskutiert. In diesem Fall werden die Nervenzellen nicht ausreichend mit Sauerstoff und Nährstoffen versorgt.

Wichtig: Je höher der Augeninnendruck ist, desto besser muss die Durchblutung in den Augen funktionieren, damit der Sehnerv erhalten bleibt. Deshalb sind alle Übungen, die die Durchblutung von Augen, Nacken und gesamtem Körper verbessern, von großem Wert.

Bewegung, Übungen und moderater Sport senken das Risiko, an Grünem Star zu erkranken, teilt die Deutsche Ophthalmologische Gesellschaft mit.

Makuladegeneration

Die Makuladegeneration ist eine häufige und schwerwiegende Augenerkrankung im späteren Lebensalter. Dabei wird der

Gut zu wissen

Der Augeninnendruck des Menschen steigt im Liegen und bei einer Tiefhaltung des Kopfes.

zentrale Bereich der Netzhaut angegriffen. Diese Stelle, auch als »gelber Fleck« bekannt, ist für scharfes Sehen verantwortlich. In der Makula sind lichtempfindliche Zellen am dichtesten gepackt.

Wenn es zu einer Störung im Stoffwechsel des zentralen Netzhautbereichs, vor allem durch Stoffwechselablagerungen, kommt, sterben die Photorezeptoren (Sehzellen) langsam ab. Die Makula wird einerseits nicht optimal mit Sauerstoff, Nährstoffen und Vitaminen versorgt, und andererseits werden dort entstehende Abfallprodukte nicht effektiv genug entsorgt.

Das Sehvermögen wird langsam schlechter, die Sicht verschwommener, feine Details sind nicht mehr deutlich zu erkennen. Studien zeigen, dass eine vitaminreiche Ernährung und Bewegung sowie Augenübungen den Verlauf der Erkrankung verlangsamen können und dass sich die Zufuhr von Lutein, Zeaxanthin und Omega-3-Fettsäuren günstig auswirken. Ein Risikofaktor für eine Makulaerkrankung ist neben Bluthochdruck und Rauchen vor allem direktes Sonnenlicht. Vor allem aggressive UV-Strahlung und kurzwelliges, energiereiches Blaulicht können langfristig zu einer Erkrankung der Netzhaut führen. Ein guter Augenschutz im Sommer ist deshalb wertvoll. Augenärzte weisen darauf hin, dass vor allem Menschen mit einer hellen Iris gefährdet sind.

Unterschieden wird zwischen der trockenen und der feuchten altersbedingten Makuladegeneration (kurz: AMD). 80–90 % der Patienten leiden unter der trockenen Form, die langsam verläuft und bei der es zu Ablagerungen kommt. Bei 10–20 % entwickelt sich die aggressivere feuchte Form, bei der sich poröse Blutgefäße bilden und es zu Einblutungen und Schwellungen unter der Netzhaut kommt. Krankhafte Blutgefäße wachsen in die sensible Zone der Makula hinein.

Wann zum Augenarzt?

Ein regelmäßiger Check-up beim Augenarzt gibt Sicherheit, dass eine Augenerkrankung rechtzeitig erkannt wird. Je früher eine Augenerkrankung erkannt wird, umso leichter und gezielter kann gegengesteuert werden und Folgeschäden können vermieden werden. Dies gilt zum Beispiel für den Grünen Star (Glaukom), die altersbedingte Makuladegeneration und auch den Grauen Star.

Zögern Sie nicht, einen Augenarzt aufzusuchen. Egal ob für eine regelmäßige Kontrolle oder aber wenn Sie den Eindruck haben, dass sich Ihr Sehvermögen verändert hat, oder Ihre Augen gerötet sind und schmerzen.

Augenbeschwerden

Müde, trockene, brennende Augen – gesunder Tränenfilm

Damit das Auge gesund bleibt und einwandfrei funktionieren kann, muss es Tag und Nacht benetzt und befeuchtet werden. Nur dadurch erhält es genügend Sauerstoff und Nährstoffe und wird von Viren, Bakterien, Staub und Fremdkörpern gereinigt. Normalerweise wird der Tränenfilm durch die Lider gleichmäßig verteilt.

Bei trockenen Augen ist der Tränenfilm beeinträchtigt. Der starre, unbewegliche Blick beispielsweise bei der Bildschirmarbeit führt zu einer verminderten Lidschlagfrequenz und begünstigt ein Austrocknen der Augenoberfläche. Trockene Luft, Staub, Klimaanlagen und hohe Temperaturen begünstigen diesen schädlichen Effekt.

Tränen bestehen nicht einfach nur aus Wasser. Hinzu kommen Proteine, Enzyme, antibakterielle Stoffe wie zum Beispiel Lysozyme, die vor Infektionen schützen, und 9 % Kochsalz. Außerdem weisen Tränen eine ähnliche Elektrolytzusammensetzung wie Blut auf.

Eine gestörte Benetzung der Augenoberfläche hat gerötete, brennende Augen und oft auch ein ausgeprägtes Trockenheits- und Fremdkörpergefühl in ihnen zur Folge. Wenn Sie trockene Augen verspüren, blinzeln Sie 20–30 Sekunden übermäßig, schauen Sie immer wieder in die Ferne und machen Sie eine Atemübung am offenen Fenster. Auch Gähnen hilft, den Tränenfilm anzuregen.

Gerötete Augen

Rote Augen sind immer ein Zeichen gesteigerter Durchblutung der Bindehaut aufgrund einer lokalen leichten Entzündungsreaktion. Die Bindehaut reagiert auf einen Reiz mit Rötung, also mit vermehrter Blutfüllung. Das Weiße des Auges ist gerötet; die Äderchen sind deutlich sichtbar. Die Bindehaut ist eine dünne, gut durchblutete Schleimhautschicht, die sich an die Hornhaut anschließt und die Innenseite der Augenlider überzieht sowie die Lederhaut bedeckt. Die Ursachen für gerötete Augen sind vielfältig: Schlafmangel, Rauch, Staub, Pollen, Allergien (z. B. Heuschnupfen), trockene Luft, überanstrengte Augen, trockene Augen oder Zugluft. Ebenso können Viren oder Bakterien eine Entzündung auslösen. Gerötete Augen können z. B. eine allergische Reaktion auf Pollen, Hausstaub oder Tierhaare sein. Liegt eine Bindehautentzündung vor, kann diese durch Reize wie Zugluft, aber auch durch Viren oder Bakterien hervorgerufen worden sein. Wurde sie durch Bakterien verursacht, kann sie mit speziellen Salben und Tropfen gut behandelt werden.

Kalte Augenkompressen oder Teebeutel helfen, dass sich die feinen Blutgefäße wieder zusammenziehen. Palmieren (S. 50) sowie entspannende Augenübungen mit geschlossenen oder abgedeckten Augen helfen ebenfalls. Weitere Tipps finden Sie im Praxisteil dieses Buches.

Welche Teebeutel geröteten Augen guttun

Die Teebeutel sollten aufgebrüht und gut abgekühlt sein.

Kalte Schwarzteebeutel: In ihnen befinden sich sogenannte Tannine, Gerbstoffe des Tees, bei denen man eine antibakterielle Wirkung nachweisen konnte.

Augentrost: Auch Augentrostteebeutel oder in den Sud getränkte Wattepads wirken antibakteriell, entzündungshemmend und schmerzlindernd.

Wenn aber Beschwerden wie Bindehautentzündungen öfter auftreten, sollten Sie ärztlichen Rat einholen.

Hilfe bei Augenkrankheiten und -beschwerden

Viele Augenbeschwerden, wie zu Beispiel brennende Augen, sind mit kleinen Tricks, die in den Tagesablauf aufgenommen werden können, oft zu vermeiden.

Manche Augenkrankheiten sind nicht zu vermeiden – je nach genetischer Veranlagung oder Vorerkrankungen. Aber man kann sie günstig beeinflussen und ein Fortschreiten verhindern oder verlangsamen.

Wie kann ein Krankheitsverlauf aufgehalten werden?

Ernähren Sie sich gesund: vitaminreich und mit viel Betacarotin bzw. Vitamin A. Quellen sind beispielsweise Paprika, Karotten, Rote Rüben, Tomaten, Mango, Feldsalat und Zitrusfrüchte. Grüne Gemüse wie Spinat, Erbsen, Brokkoli oder Grünkohl sind nicht nur Vitaminbomben, sondern enthalten auch Lutein, einen Stoff, dem man eine Schutzwirkung für unsere Netzhaut nachsagt. Fisch, Raps-, Walnuss-, Lein- und Sojaöl sowie Sesam, Chia- und Hanfsamen sind große Omega-3-Fettsäure-Quellen, die dabei helfen, die Netzhaut zu schützen. Auch Erdnüsse, Walnüsse und Mandeln sind reich an Omega-3-Fettsäuren und Vitamin E. Eier, vor allem der Eidotter, enthalten eine große Menge an Lutein und Zeaxanthin. Auch Lebensmittel wie Kohl, Spinat, Brokkoli, Erbsen, rote Trauben, Mais oder Paprika enthalten Carotinoide. Insgesamt hemmt ein guter Carotinoidspiegel Entzündungen.

Bewegen Sie sich viel an der frischen Luft. Während des Arbeitsalltags sorgen Atemübungen am offenen Fenster für eine Sonderportion Sauerstoff.

Aufrechte Kopf- und Körperhaltung: Eine aufrechte Haltung hilft, Verspannungen im Nackenbereich und in den Augen nicht entstehen zu lassen oder ihnen entgegenzuwirken.

Legen Sie Pausen ein und bewegen Sie den ganzen Körper, beispielweise mit Schwungübungen. Dadurch können Sie Muskeln und Faszien von Überspannungen und Verklebungen befreien, sodass das Gewebe für Sauerstoff und Nährstoffe durchlässiger wird.

Lächeln Sie sich öfter mal selbst zu. Gelöste Gesichtsmuskeln lassen auch die Augenmuskeln entkrampfen.

Vermeiden Sie langes Starren (auf den Bildschirm). Mit einem kleinen Augentraining zwischendurch können Sie die Augen beweglich und gut durchblutet halten.

Gute Durchblutung ist immer wichtig: Die Gesundheit der Augen ist abhängig von einer guten Blutzirkulation, Nahrungs- und Sauerstoffversorgung.

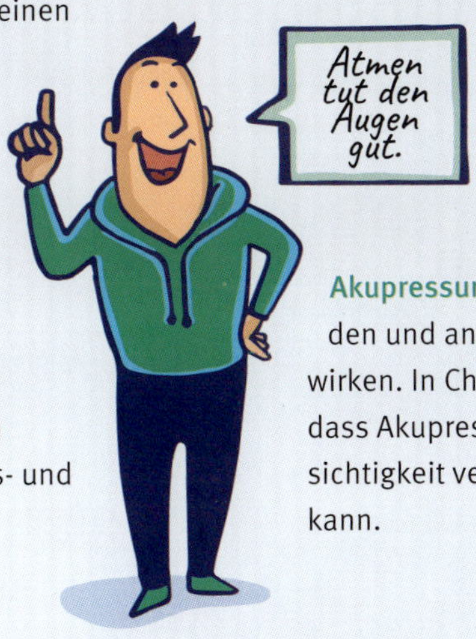

Blinzel-Marathon: Blinzeln Sie ab und zu 30 Sekunden oder mehr, »was das Zeug hält«.

Entspannung über die Atmung ist der Königsweg: Auf den tiefen, entspannten, langsamen Atem reagieren angespannte Augen sofort positiv. Auch bei Augenerkrankungen haben sich Atem-Entspannungsübungen als wertvoll erwiesen.

Augen relaxen: Schauen Sie immer wieder in die Ferne und lassen Sie Ihren Blick unfokussiert über Dächer oder Bäume oder weit entfernte Gegenstände schweifen.

Palmieren (S. 50): Öfters zwischendurch palmieren, die Augen mit den Händen abdecken und die Dunkelheit genießen.

Augen massieren oder um die Augen sanft klopfen: entspannt die Augen und regt die Durchblutung an.

Akupressur um das Auge kann bei müden und angespannten Augen Wunder wirken. In China ist man davor überzeugt, dass Akupressur um das Auge auch Kurzsichtigkeit verhindern oder verbessern kann.

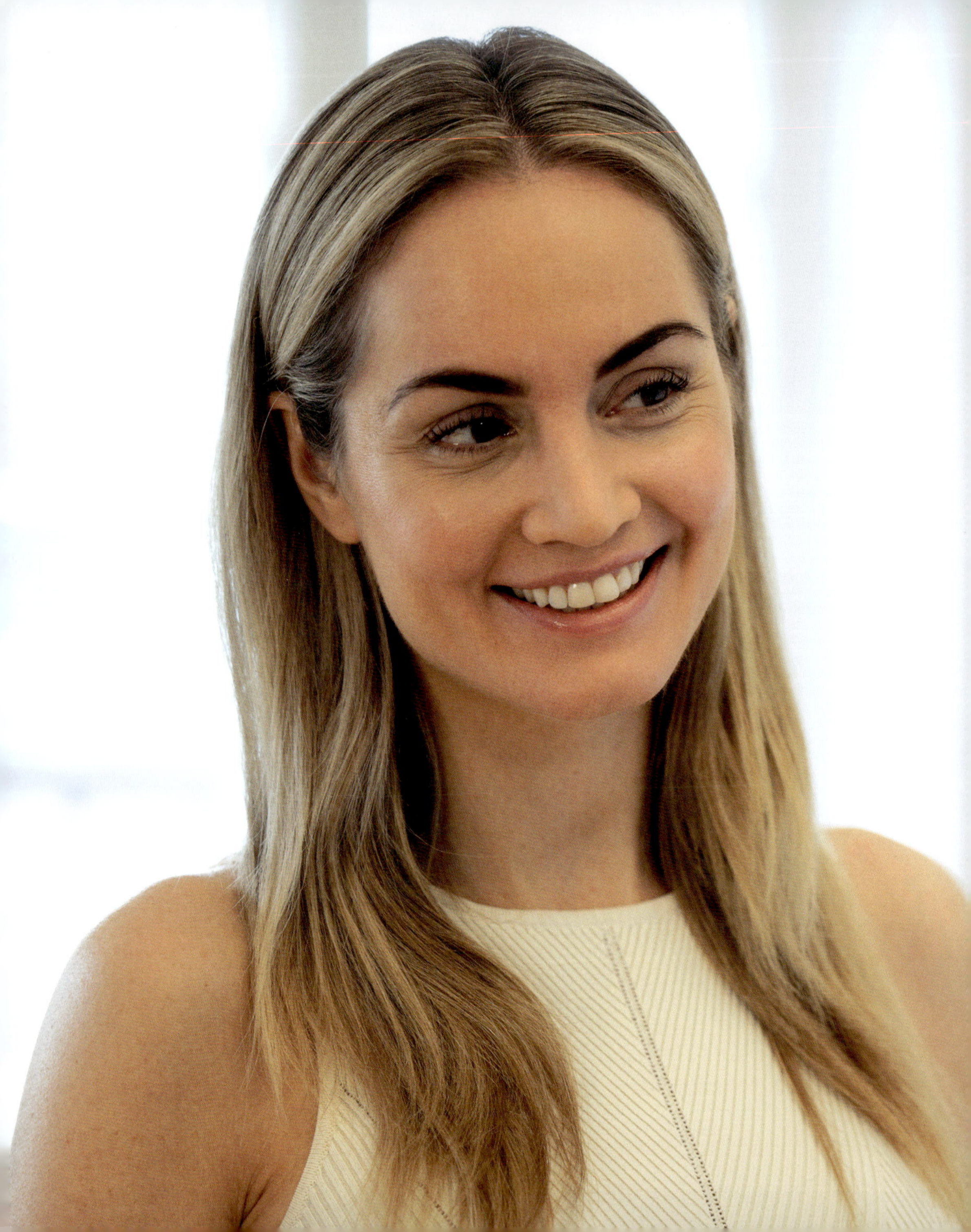

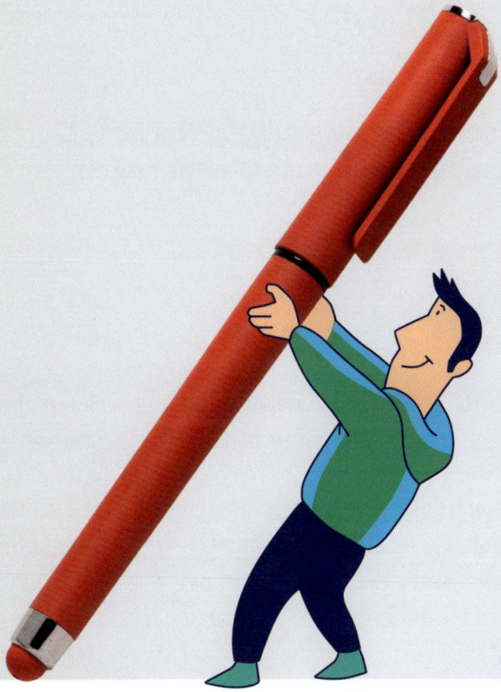

Übungen und Tipps, die den Augen guttun

Der Hauptteil dieses Ratgebers gilt der Praxis:
Was kann man tun, um die Augen gesund zu halten, sie von Anspannungen zu befreien und weitere zu verhindern.

Der ganzheitliche Blick

Nun erfahren Sie, wie Augen, Nacken, Kiefer, Atem und der gesamte Körper zusammenhängen.

In diesem Ratgeber finden Sie auch Nacken-, Kiefer- und Atemübungen. Die Muskelpartien von Augen, Schultern, Nacken, Kiefer und Stirn stehen in engem Zusammenhang. Ist eine dieser Muskelgruppen verspannt, werden früher oder später auch die anderen beeinträchtigt. Insgesamt wirkt sich das dann auch auf den ganzen Körper aus.

Im Alltag bewegen wir Kopf und Augen meist zusammen. Der Kopf bewegt sich dorthin, wohin wir schauen. Man muss sich ganz schön konzentrieren, wenn man den Kopf nach rechts drehen und mit den Augen nach links blicken will. Wenn die Augen müde werden oder falls man Brillenträger ist und die Computerbrille am PC oder die Lesebrille am Smartphone vergessen hat, nähert sich der Kopf immer mehr dem Bildschirm. Es entsteht ein sogenannter »Geierhals«, der Nackenverspannungen vorprogrammiert. Verspannungen in den Augenmuskeln und der Augenumgebung erstrecken sich oft bis in die Gesichts-, Kiefer-, Nacken- und Halsbereiche. Umgekehrt gilt dasselbe: Ein verspannter Nacken lässt keine richtige Entspannung der Augen zu.

Über Faszien, Muskeln und Nerven sind all diese Bereiche verbunden. Deshalb ist es in der Praxis wichtig, nicht nur auf Entspannung der Augen und Augenmuskeln zu achten, sondern auf die Entspannung angrenzender Muskeln sowie auf einen gelösten Atem. Gerade in Konzentrationsphasen wird dieser häufig angehalten oder wird zumindest oberflächlich und flach. Dr. Siegbert Tempelhof schreibt in seinem Buch *Krankheitsursache Atlaswirbel*: »Schon lange sind reflexartige Verbindungen zwischen den Kopfgelenken und den Augen (zervikookulärer und optokinetischer Reflex) bekannt [...] Sehzentrum, Kopfgelenke und Gleichgewichtszentrum haben untereinander einen sehr intensiven Informationsaustausch und sind über komplexe Nervenbahnen und verschiedene Reflexverschaltungen miteinander verbunden.«

Aus diesem Grund biete ich in diesem Buch auch Übungen für die Kopfgelenke (Atlas und Axis) und den Nacken an. Im 2. Übungsprogramm finden Sie eine sehr interessante Übung (S. 78), bei der Sie spüren können, wie die Augen und die Nackenmuskeln zusammenarbeiten. Übrigens kann auch der Kiefer mit seinen Muskeln nicht entspannt sein, wenn wir starr blicken und im Augenbereich angespannt sind.

Ebenso wichtig wie Kiefer- und Nackenübungen sind durchblutungsfördernde Übungen für den ganzen Körper. Dadurch wird auch die Durchblutung und die Sauerstoffversorgung der Augen verbessert. Daneben sind Atemübungen und ein gelöster, tiefer Atem während der Übungen von großem Wert.

Alle Übungen, die Sie aus der Gesichtsgymnastik kennen, sind auch für die Augen gut. Warum? Mit den Gesichtsübungen wird die Durchblutung im gesamten Gesicht verbessert, was sich natürlich auch auf die Augen günstig auswirkt. Ist das Gesicht gut durchblutet, sind es die Augen auch. Besonders die Massage- und Akupressurübungen, die man in der Gesichtsgymnastik anwendet, wirken auch auf die Augen. Ganz wichtig und vorteilhaft ist außerdem die Gesichtsentspannung. Wenn wir lernen, die angespannten Gesichts- und Kiefermuskeln zu entspannen, können sich auch die Augen leicht (mit-)entspannen.

Was Sie vor den Übungen beachten sollten

Achten Sie auf Ihre Haltung

Körperhaltung und Sehen hängen miteinander zusammen. Eine ungünstige Sitzhaltung am Arbeitsplatz oder in der Freizeit wirkt sich immer auch ungünstig auf die Kopf- und Nackenhaltung aus. Nach vorne hängende oder hochgezogene Schultern, eine vorverlagerte Halswirbelsäule sowie harte, angespannte Schulter- und Nackenmuskeln haben meistens zur Folge, dass der Durchgang für Blutbahnen verengt ist. Dies kann die Blutversorgung von Gehirn und Augen beeinträchtigen.

Bei allen Übungen im Sitzen oder Stehen sollten Sie als Ausgangsstellung unbedingt auf eine aufrechte Kopfhaltung achten, bei der der Nacken lang ist. Ein freier, langer, gelöster Nacken ist grundlegend für eine gute Sehkraft und die optimale Wirkung der Übungen.

Achten Sie auf einen tiefen, gelösten Atem

Achten Sie während der Übungen auf einen gelösten, tiefen Atem und führen Sie ab und zu gezielte Atemübungen durch, die für mehr Sauerstoff und einen besseren Abtransport der Stoffwechselabbauprodukte sorgen. Auch, wenn Sie sich auf eine Übung stark konzentrieren, bitte nicht den Atem anhalten.

Schwung- und Lockerungsübungen für den ganzen Körper

Beginnen Sie jedes Übungsprogramm mit einer Schwung- oder Lockerungsübung. Solche Ganzkörperübungen wirken sich immer auch auf das Wohlergehen und die Durchblutung der Augen aus. Marianne Gollub, die eine Praxis für ganzheitliches Sehtraining leitete, und Klaus Haak hielten schon 1996 in ihrem Buch *Augentraining* fest, dass auch die Augen in dem sie umgebenden weichen Fettgewebe mitschwingen, wenn wir unseren Körper in Schwingung bringen, und so ebenfalls von der Wirkung der Körperentspannung profitieren können.

Um die Augen zu entspannen oder für die kommende Schwerstarbeit am Computer oder an einem anderen Arbeitsplatz fit zu machen, beginnen Sie deshalb am besten mit lockernden, durchblutungsfördernden Ganzkörper-Schwung- oder -Lockerungsübungen sowie Schulter- und Nackenübungen. Aber auch lockere Federungen mit den Füßen wirken auf den gesamten Körper verspannungsabbauend. Das Blut kann wieder besser fließen, auch zu den Augen. Diese Übungen sind auch ideal, um täglich eine kleine Pause zwischen einem Sitzmarathon oder einer anstrengenden Arbeit einzulegen.

Tipps: Was den Augen immer guttut

- Bewegen Sie die Augen immer wieder in alle möglichen Richtungen, um sie flexibel und gesund zu halten.
- Durchblutende Bewegungen und Übungen sorgen für eine gute Sauerstoffversorgung der Augen.
- Dafür eignen sich beispielsweise Palmieren (S. 50) und auch die Atementspannung.
- Visualisierungsübungen tun den Augen gut, da sie sehr entspannend wirken können.
- Immer wieder bewusst blinzeln, um die Augen feucht zu halten und für eine gute Nährstoffversorgung zu sorgen.
- Den Blick regelmäßig unfokussiert in die Ferne schweifen lassen.
- Die Ziliarmuskeln durch Akkommodationsübungen trainieren und ihre Elastizität verbessern.
- Massageübungen um die Augen herum wirken durchblutungsfördernd und entspannend.
- Akupressurübungen im Augenbereich regen die Durchblutung an, wirken erfrischend und lösen Spannungszustände in den Augen und um die Augen herum.
- Nacken- und Atlasübungen haben einen großen Einfluss auf die Augen. Verhärtete Nackenmuskeln drosseln nämlich die Durchblutung zu den Augen.
- Atemübungen sorgen für genügend Sauerstoff und den Abtransport von Abfallstoffen.
- Schwungübungen wirken durchblutungsfördernd und lockernd auf die Augen. Sie können Spannungen abbauen.
- Lüften Sie regelmäßig oder machen Sie einen Spaziergang an der frischen Luft. Heizungsluft und Klimaanlagen trocknen Augen aus.
- Die Augen bestehen zu einem großen Teil aus Wasser. Trinken Sie deshalb genug und achten Sie auf eine nicht zu trockene Raumluft. Eine Luftfeuchtigkeit von 50 % ist ideal. Nutzen Sie Grünpflanzen für ein besseres Raumklima, sie können die Luftfeuchtigkeit erhöhen, Kohlendioxid verbrauchen und Sauerstoff produzieren

Gute Durchblutung – gutes Sehen

Durchblutung ist Leben. Sie ist der Grundstein für eine gute Gesundheit aller Zellen. Ist die Durchblutung des Nacken- und Atlasbereichs sowie des ganzen Körpers schlecht, geht es auch den Augen nicht gut. Eine gute Durchblutung des Körpers und vor allem auch der Nackenregion ist die Voraussetzung für eine gute Sauerstoff- und Nährstoffversorgung der Augen und des Sehzentrums. Vor allem ein gut durchbluteter, nicht (stein)harter Nacken- und Atlasbereich ermöglichen eine bessere Durchblutung des Sehzentrums, was eine bessere Versorgung der Augen zur Folge hat. Dr. med. Huber, Ärztin für Optometrie, hält hierzu fest, dass auch das Sehen schlecht ist, wenn die Durchblutung gestört ist. Wenn nicht ausreichend Sauerstoff zu Augen und Gehirn gelange, helfe auch die beste Brille nichts. Sorgen Sie deshalb für eine gute Durchblutung Ihres Körpers und der Nacken- und Augenregion.

Drehschwung

» Entspannung und verbesserte Durchblutung für Muskeln, Augen, Wirbelsäule und Gehirn

Diese Basisübung ist eine traditionelle Übung zur Verbesserung der Augengesundheit nach Dr. Bates. Er war sich schon 1920 sicher, dass passive und aktive Entspannungsübungen, auch Ganzkörperentspannungsübungen, für die Sehkraft und die Gesundheit der Augen von unschätzbarem Wert sind. Zwei Übungen waren ihm dabei besonders wichtig: das Palmieren und der Drehschwung.

Diese Übung eignet sich nicht nur vor jedem Augenübungsprogramm, sondern auch täglich für kleine Pausen am Computer oder zwischen Alltagsarbeiten: Schulter-, Nacken- und Augenmuskeln entspannen sich, und durch die angenehmen rhythmischen Bewegungen erholen sich auch das Gehirn und das ganze Nervensystem. Sie ist zudem eine Ausgleichsübung in Stresssituationen.

Stellen Sie sich mit leicht gegrätschten Beinen auf den Boden; die Fußspitzen zeigen leicht nach außen und die Knie sind nicht ganz durchgedrückt. Die Arme

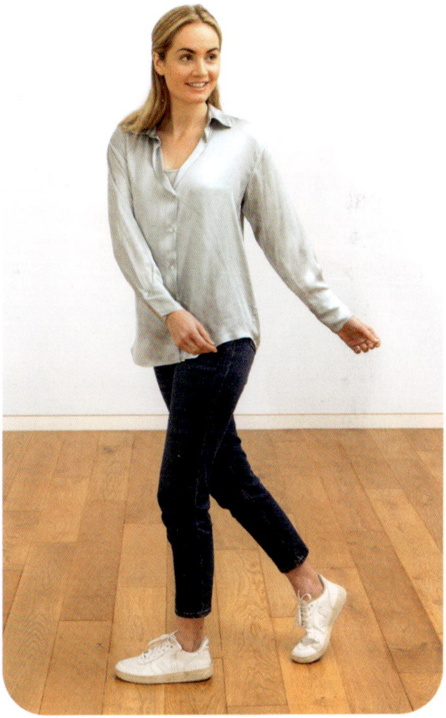

hängen schwer nach unten. Der Kopf ist aufrecht und zieht gen Himmel (in Richtung Decke), der Nacken ist lang; die Schultern tief.

Beginnen Sie dann, den Oberkörper zunächst ein klein wenig nach rechts und links zu drehen, wobei das Gewicht von einem Fuß auf den andern verlagert wird. Die Arme baumeln locker mit und der Kopf macht die Bewegung ebenfalls entspannt mit. Lassen Sie diese Bewegung in eine größere Drehung übergehen, bis Sie direkt hinter sich blicken können. Die Arme baumeln lose mit und wickeln sich bei jeder Drehung um den Körper. Wenn Sie nach rechts drehen, hebt die linke Ferse vom Boden ab, bei der Drehung nach links die rechte Ferse.

Wichtig: Der Blick soll nicht auf einzelne Gegenstände fixiert sein, sondern wandert weich und gelassen über alles hinweg. Lassen Sie die Augen einfach entspannt über die Umgebung bzw. das wechselnde Panorama (Wand, Gegenstände im Raum, Wiese, Bäume etc.) hinweggleiten und die Umwelt an sich vorbeiziehen.

Ebenso wichtig: Lassen Sie den Atem gelöst mitschwingen, denn tiefes, gelöstes Atmen ist eine Voraussetzung für Entspannung und gutes Sehen.

Interessant: Die Augen machen – ohne dass es Ihnen bewusst ist – die vielen unwillkürlichen Schwungbewegungen mit, die zum besseren Sehen beitragen. Der nicht fixierte Blick lockert die Augenmuskeln und hilft Ihnen, danach wieder besser scharf zu sehen.

Palmieren

» Palmieren ist eine der wichtigsten Entspannungsübungen für die Augen. Aber auch das Gehirn und das Denken kommen dabei zur Ruhe.

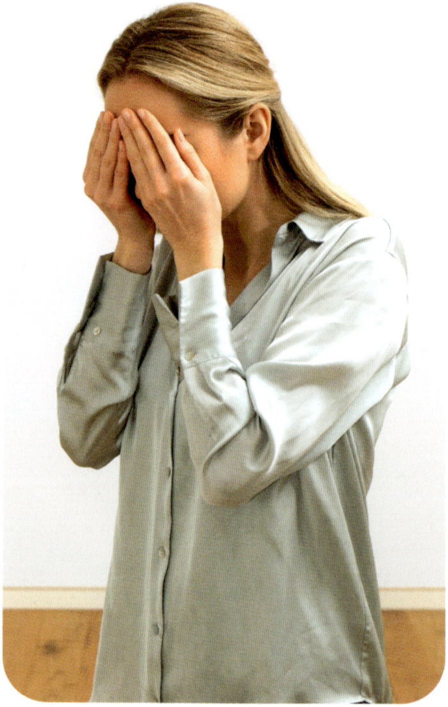

Diese Übung kann fast überall zwischendurch praktiziert werden, immer dann, wenn die Augen ermüden, brennen oder schmerzen, aber auch, wenn Sie für einen Moment abschalten und neue Kräfte tanken möchten. Äußere Reize und Informationsflut werden für einen Moment ausgeschaltet.

Schließen Sie ab und zu bewusst Ihre Augen und genießen Sie die Augenentspannung eine halbe bis zwei Minuten. Atmen Sie dabei ruhig und entspannt. Machen Sie die Übung gerne mehrmals am Tag.

Beim Palmieren neigen Sie den Kopf im Sitzen (oder Stehen) ein wenig nach vorn. Reiben Sie dann die Handflächen aneinander, bis diese schön warm sind. Legen Sie die gut durchbluteten Hände leicht gewölbt über die geschlossenen Augen. Die Handballen liegen auf den Wangenknochen und die Fingerspitzen an der Stirn. Die Augen werden nicht berührt und sind sanft geschlossen.

Genießen Sie die Dunkelheit, die Wärme und Entspannung. Nehmen Sie sich für diese Übung so viel Zeit, wie Sie möchten: 30 Sekunden oder einige Minuten. Den Atem lassen Sie dabei langsam und gelöst fließen. Danach die Hände entspannt ablegen oder die Fingerspitzen sanft über das Gesicht abwärts gleiten lassen und die Augen wieder langsam öffnen. Schauen Sie noch einen Augenblick in die Weite und genießen Sie das neue Gefühl in Ihren Augen.

Bei dieser Übung können Sie die Ellenbogen auch auf den Knien oder einer Tischplatte abstützen. Sie können die Übung auch gut im Liegen ausführen; egal ob im Bett, auf dem Sofa oder einer Matte. Legen Sie dann einfach nach einiger Zeit die Arme und Hände gelöst auf dem Boden ab und legen Sie ein leichtes dunkles Tuch (oder eine Schlafmaske) über die Augen.

Wichtig: Um gut zu sehen, brauchen die Augen auch Phasen der Dunkelheit. Die besondere Wirkung auf die Augenzellen: Durch das komplette Abdunkeln können sich die Augenzellen (vor allem das Rhodopsin der Stäbchen) regenerieren und sich wieder mit Sehpurpur auffüllen. Das Rhodopsin der Stäbchen wird nur bei Dunkelheit regeneriert. Je besser Sie ein tiefes Schwarz mit Ihren Augen empfinden können, umso tiefer werden sich Augen, Gehirn und Körper entspannen.

Blinzeln und mit den Augen klimpern!

» Blinzeln ist zu jeder Zeit eine Soforthilfe gegen müde, trockene und gestresste Augen.

Wenn wir konzentriert sind, neigen wir dazu, auf den Bildschirm oder eine andere diffizile Arbeit zu starren. Dies betrifft Näherinnen, Grafiker, Zahnärzte und viele andere gleichermaßen. Aber auch beim hochkonzentrierten Lesen kann der Lidreflex mitunter zu kurz kommen. Je fixierter der Blick über längere Zeit ist, desto mehr verringert sich die Anzahl der Lidschläge, wodurch weniger Tränenflüssigkeit auf der Bindehaut und Hornhaut verteilt wird. Mit jedem Lidschlag überzieht Tränenflüssigkeit das Auge und verteilt sich auf der Bindehaut und Hornhaut. Dadurch werden Keime, Staub und Fremdkörper, die ins Auge gelangt sind, ausgespült und die Oberfläche des Augapfels glatt sowie elastisch gehalten. Gleichzeitig werden Abwehrzellen verteilt.

Blinzeln Sie deshalb so oft wie möglich, denn Blinzeln hält die Augen feucht. Machen Sie es sich vor dem Computer zur Gewohnheit, jede Stunde einige Male bewusst mit den Augen zu klimpern. Am besten schauen Sie dabei aus dem Fenster in die Ferne. Sie können die Blinzelübung 10 Sekunden, aber noch besser 30–60 Sekunden lang ausführen. Dann kurz nachspüren und wiederholen. Danach fühlen sich die Augenbewegungen leichter an und die Augenlider können sich geschmeidig über Hornhaut und Bindehaut bewegen.

Das Blinzeln ist übrigens die schnellste Bewegung, die ein Muskel ausführen kann. Es wird von dem Augenringmuskel gesteuert, der veranlasst, dass sich das Augenlid über den Augapfel legt. Dieser Muskel arbeitet normalerweise reflexartig. Jedoch scheint das intensive Arbeiten am Bildschirm, das meistens mit stundenlangem Starren verbunden ist, diesen Reflex zu unterdrücken. Deshalb müssen wir in dieser Situation das Gehirn einschalten und den Befehl immer wieder bewusst erteilen: Bitte blinzeln!

Gähnen erlaubt – mit Recken und Strecken

» Gähnen ist eine kleine Gymnastik für die Gesichtsmuskeln und tut den Augen gut.

Beim Gähnen werden die Augen zusammengekniffen, wodurch Druck auf die Tränendrüsen ausgeübt wird, die dann dazu angeregt werden, Tränenflüssigkeit zu bilden. Wenn man danach noch einige Male blinzelt, wird diese durch die Lidschläge gleichmäßig über die Augenoberfläche verteilt. Gähnen führt außerdem zu einem besonders tiefen Atemzug und zu einer Weitung des Mund-, Rachen- und Halsraums. Besonders die angespannten Kiefermuskeln profitieren von einem weiten Gähnen. Zusätzlich kühlt Gähnen das Gehirn und hilft, seine Temperatur zu regulieren.

Eine Ganzkörperanspannungs- und -entspannungsübung ist Recken, Strecken und Gähnen. Zuerst kommt es zu einer Anspannung vieler Muskeln, dann zu einer Entspannung, was mit einem Stressabbau bzw. einer Stressregulierung einhergeht. Recken und strecken Sie sich, ziehen Sie Ihren Körper in die Länge, wie morgens nach tiefem Schlaf. Schieben Sie im Wechsel die rechte und linke Handfläche nach oben oder zur Seite und lassen Sie ein herzhaftes Gähnen zu. Öffnen Sie den Mund weit und formen Sie ein »O«. Wenn Sie dann den Mund gelöst wieder schließen und die Arme entspannt senken, blinzeln Sie einige Male mit den Augen.

In die Ferne blicken

» Seit Jahrtausenden blicken die Augen in die Weite. Heute ist das anders.

Der ständige Blick auf den Bildschirm oder das Smartphone oder das Fixieren eines bestimmten Punktes überlastet die inneren Augenmuskeln, lässt sie ermüden und unelastisch werden. Der Blick in die Ferne entspannt sie. Deshalb stellt der »Blick in die Ferne« eine sinnvolle Basisübung dar.

Schauen Sie also während und nach einer Augenübung so oft wie möglich in die Ferne. Wenn Sie am Bildschirm sitzen, ist es angebracht, mindestens einmal pro Stunde für 30–60 Sekunden in die Ferne zu schauen und den Blick schweifen zu lassen. Das Kuratorium Gutes Sehen empfiehlt die 20–20–20-Regel: Alle 20 Minuten für 20 Sekunden die Augen weg vom Bildschirm und mindestens 20 Meter in die Ferne schauen.

Fixieren Sie für mehrere Sekunden ein Objekt in der Ferne. Wechseln Sie das Objekt und schauen Sie noch etwas anderes an. Oder: Schauen Sie einem sich bewegenden Objekt nach, z. B. einem Vogel, einem Auto oder einem Strauch, der sich im Wind bewegt. Es gibt viele Möglichkeiten.

Alternativ: Richten Sie den Blick in die Ferne und lassen Sie den Blick ganz weich werden. Fokussieren Sie sich auf nichts und lassen Sie den Blick noch weicher werden. Lassen Sie ihn expandieren, sodass Sie mit dem weichen Blick auch seitlich alles wahrnehmen können. Nichts fixieren, nur entspannt und weich wahrnehmen. Dadurch werden die Sehzellen in der Netzhautmitte entlastet. Das tut ihnen gut.

Augenentspannung – innere Vorstellungsbilder

Das menschliche Gehirn mit seinem Unterbewusstsein denkt in Bildern. Es unterscheidet nicht zwischen tatsächlicher und vorgestellter Wirklichkeit. Innere Bilder helfen ihm, einen Entspannungszustand herbeizuführen.

Mit dem Satz »Entspannen Sie die Augen« können viele Menschen nicht viel anfangen, doch eine bildliche Vorstellung wie beispielsweise »Lassen Sie die Augen tiefer und tiefer in ihre Höhlen wie in weiches Moos sinken« hilft, diese Entspannung zu erreichen. Innere Bilder sind die Sprache des limbischen Systems, unseres »Gefühlgehirns«, das entwicklungsgeschichtlich einem alten Gehirnteil angehört. Ein Bild, in das wir uns hineinfühlen, kann bedeutend schneller etwas vermitteln, als Worte es fertigbringen können.

Wir haben verlernt, die Augen ruhen zu lassen. Die nachfolgenden Vorstellungs- oder Imaginationsbilder helfen Ihnen dabei, zu lernen, die Augen wieder zu entspannen. Sie können die sanften Übungen im Sitzen (aufrechte Haltung oder angelehnt) oder Liegen ausführen. Bei Bedarf können Sie sie auch mit dem Palmieren (S. 50) verbinden. Schließen Sie die Augen und lassen Sie ein inneres Bild in sich entstehen. Fühlen Sie sich in die entspannende Situation hinein. Im Liegen ist dies am Anfang leichter, aber später gelingt es auch einfach auf einem Büro- oder Esszimmerstuhl.

Durch die Augen atmen

Erspüren Sie Ihren Atem, wie er durch die Nase ein- und langsam wieder ausströmt. Nehmen Sie wahr, wie eine gelöste, ruhige Ausatmung länger ist als die Einatmung. Geben Sie der Ausatmung alle Zeit der Welt und lassen Sie sich in die Ausatmung hineinsinken. Stellen Sie sich dabei vor, wie Sie den kostbaren Sauerstoff einatmen und alle Anspannung Ihres Körpers ausatmen.

Nach einiger Zeit stellen Sie sich vor, dass Sie durch die Augen atmen: Den Sauerstoff ein-, die Anspannungen ausatmen. Mindestens 8–10 Atemzüge lang; gerne länger.

Lächelnde, strahlende Augen

Stellen Sie sich ein freundliches, fröhliches Lächeln vor. Es lässt Ihr Gesicht erstrahlen. Nach einigen entspannten Atemzügen stellen Sie sich vor, wie Ihre Augen lächelnd strahlen. Sie strahlen und leuchten wie zwei Sterne in der dunklen Nacht. Lassen Sie das Strahlen sich in alle Richtungen ausbreiten.

Augen ruhen in weichen Kissen

Die Augäpfel sind von polsterndem Fett umgeben. Stellen Sie sich dieses Fettgewebe als samtige, luftige Kissen oder

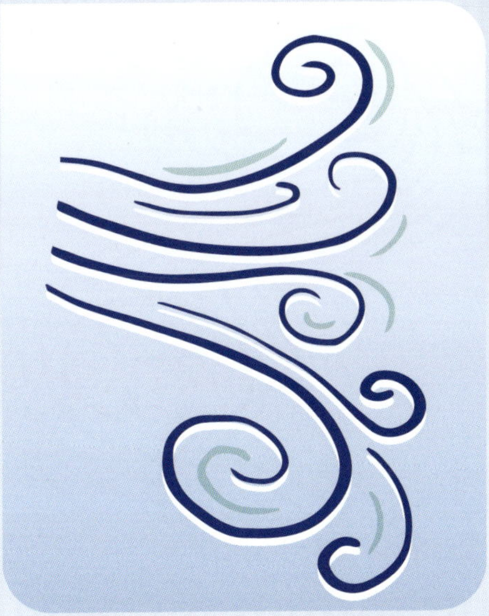

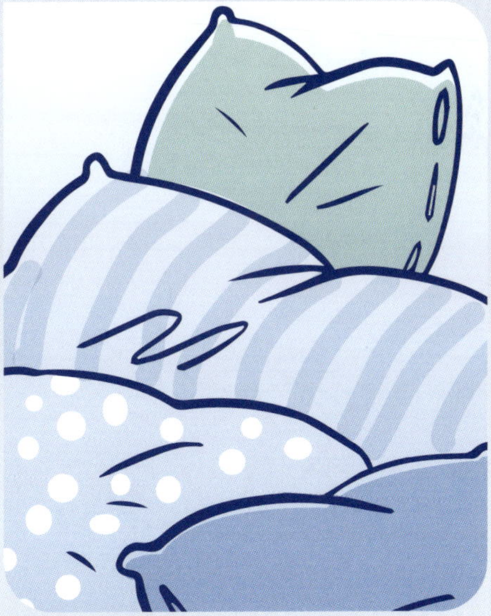

Polsterkügelchen vor. Die Augen sind darin gebettet und können sich wunderbar entspannen. Nehmen Sie dieses angenehme Gefühl ganz in sich auf.

Augen sinken in ein Nest

Stellen Sie sich vor, wie die Augen tiefer und tiefer in ihre Höhlen wie in ein Nest hineinsinken. Mit jeder Ausatmung sinken sie noch tiefer und dabei lassen Sie alle Anspannung los. Sie können sich auch vorstellen, wie Ihre Augen in weiche Moosbettchen sinken.

Juwelen sinken in einen See

Stellen Sie sich die Augäpfel wie zwei Murmeln oder zwei Juwelen vor, die tiefer und tiefer in einen kleinen Teich oder einen stillen, klaren See hineinsinken. Sie sinken immer tiefer und tiefer.

Augen mit frischem Sauerstoff umspülen

Atmen Sie langsam durch die Nase ein und aus und stellen Sie sich dabei vor, wie der frische Sauerstoff beide Augäpfel wie frisches Wasser umspült. Dieses

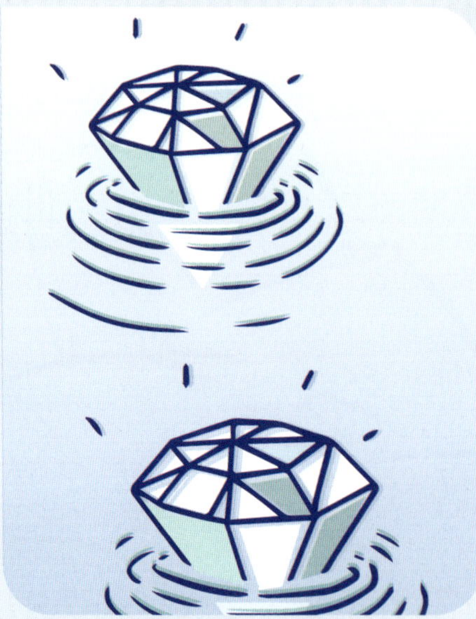

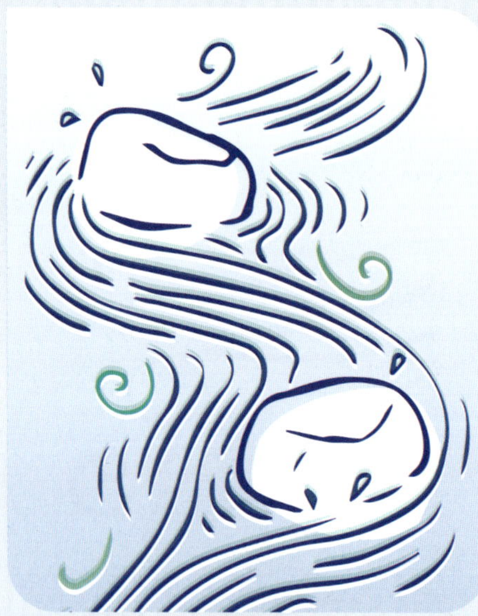

Wasser erfrischt die Augen und nährt sie. In Wirklichkeit werden die Augen, wie Sie schon wissen, von der wichtigen Tränenflüssigkeit umspült.

Samtiges Schwarz visualisieren

Schließen Sie die Augen, lassen Sie den Atem gelöst fließen und genießen Sie die Dunkelheit. Stellen Sie sich dabei ein samtiges Schwarz vor. Lassen Sie die Augen in diesem samtigen Schwarz aufgehen.

Grund-Entspannung

Schließen Sie die Augen, lassen Sie den Atem gelöst fließen und stellen Sie sich nun ein entspannendes Bild vor, zum Beispiel eine wunderschöne grüne Wiese, einen ruhigen Strand oder ein Korallenriff im blaugrünen Meer oder einfach ein Bild, das Sie persönlich anspricht. Gehen Sie in diesem Bild auf und lassen Sie die Augen sich mehr und mehr entspannen.

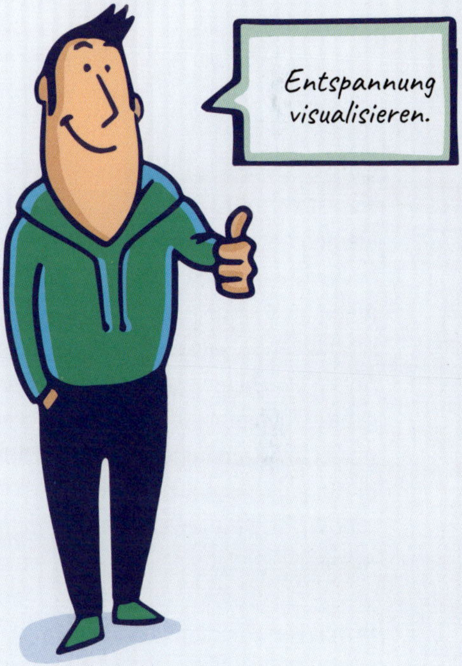

Übungsprogramme

Ich stelle Ihnen im Folgenden verschiedene Übungsprogramme vor, die Sie zu Hause, im Büro, aber auch im Garten oder an anderen Plätzen ausführen können.

Es ist vorteilhaft, den Tag mit einer kleinen Augenbefeuchtung am Waschbecken zu beginnen. Wasser reinigt die Augen und kann auch im Laufe des Tages schmerzende, juckende oder gestresste Augen beruhigen. Durchblutungsanregende Übungen wie Strecken, Recken und Schwingen helfen, auch die Durchblutung der Augen zu verbessern. Das ist sehr wichtig für die sauerstoffhungrigen Augen.

In den verschiedenen Übungsprogrammen stelle ich Ihnen hilfreiche Übungen für die Augen vor, die diesen guttun und gegen Schmerzen oder andere Augenprobleme wirkungsvoll sind, die aber auch vorbeugend sehr zu empfehlen sind und sich außerdem positiv auf die Sehkraft auswirken. Wenn Sie wenig Zeit haben, können Sie einfach eine Übung »rauspicken«, bei der Sie gespürt haben, dass sie Ihnen besonders guttut. Und vergessen Sie nicht, zwischendurch so oft wie möglich zu blinzeln und ab und zu bewusst die Augen zu entspannen oder zu palmieren.

Die Übungsprogramme sind so aufgebaut, dass sie mit einer Ganzkörperschwung- oder Lockerungsübung beginnen. Danach finden Sie Übungen, die die Augen beweglich machen, ihre Akkommodation verbessern und verspannte Muskeln lösen. Auch die ein oder andere Nackenübung wird dabei sein, da die Nackenmuskeln und die Muskeln um den Atlas eng mit den Augen zusammenhängen. Akupressur- und Massageübungen werden ebenfalls eine spürbare Wohltat für Ihre Augen sein. Das allererste Übungsprogramm ist ein reines Augenübungsprogramm, bei dem es ausschließlich um Übungen für die Augen geht: Akkommodations- und Fusionsübungen sowie peripheres Sehen.

Ausgangshaltung im Stehen oder Sitzen

Die Haltung, die Sie für die Übungen im Stehen oder Sitzen einnehmen sollten, sollte ökonomisch günstig und lotrecht sein. Am ökonomischsten ist es, wenn die Körperblöcke Becken, Schultergürtel und Kopf nicht verschoben, sondern senkrecht übereinander aufgebaut sind.

Beim aufrechten Stand könnte man von der Seite gesehen ein Lot durch die Fuß-, Knie-, Hüft- und Schultergelenke fällen und auch das Ohr sollte auf dieser Linie sein. Die Schultern sollten nicht nach vorne fallen, der Kopf auf der Wirbelsäule ausbalanciert werden. Der Kopf schwebt sozusagen auf den beiden Atlasgelenken; Kinn und Hals bilden einen rechten Winkel. Die Augen blicken geradeaus, Augen und Ohren liegen möglichst auf einer waagerechten Linie. Die Knie sind im Stand nie überstreckt, sondern eher ganz leicht gebeugt. Die Bauch- und Gesäßmuskeln sind etwas angespannt, um ein starkes Hohlkreuz zu vermeiden.

Auch beim Sitzen ruhen die Körperblöcke Becken, Schultergürtel und Kopf übereinander. Sie sitzen entweder aufrecht auf dem vorderen Drittel eines Stuhls, wobei die Füße hüftbreit auseinander stehen und die Fußspitzen gerade oder leicht V-förmig nach vorne zeigen. Oder aber Sie sitzen mit dem Gesäß auf der Sitzfläche ganz hinten und lehnen sich aufrecht mit dem Rücken an.

Akkommodationsübungen und peripheres Sehen

Akkommodation – die Anpassung der Augen an Nah- und Fernsicht – ist ein wichtiges Thema in der Augengymnastik, bei der es darum geht, die Augenlinse flexibel, die Ziliarmuskeln beweglich und alle Augenmuskeln fit zu halten.

Deshalb sind alle Akkommodationsübungen wertvolle Übungen für zwischendurch; egal ob am Computer oder zwischen irgendwelchen Alltagsbeschäftigungen. Mit den folgenden Übungen trainieren Sie die Scharfstellung in die Ferne und in die Nähe. Dabei geht es vor allem darum, den Blick und Fokus auf verschiedene Distanzen zu trainieren.

Aber auch das »periphere Sehen« ist wichtig. Man schult dadurch den »weiten Blick auf das gesamte Umfeld«. Das periphere Sehen ist eine besondere Form der visuellen Wahrnehmung, bei der nicht die zentrale Stelle der Netzhaut zum Fixieren eines Objekts benutzt wird, sondern der übrige Teil der Netzhaut: die Netzhautperipherie mit ihren 120–130 Millionen Stäbchen. Dies ist ein sehr weites, großes Blickfeld, wenn es auch »verschwommen« ist. Besonders in der Dämmerung oder Dunkelheit ist es von großem Nutzen, aber auch zur allgemeinen Einschätzung der Umgebung, da das gesamte erweiterte Blickfeld aufgenommen und abgescannt wird. Wenn in der Peripherie eine Gefahr wahrgenommen wird, schaltet das Gehirn das zentrale Sehen ein. Es ist sozusagen ein Sehen »über den Tellerrand«, erweitert die räumliche Wahrnehmung und wird auch »Silhouetten-Sehen« oder »Eulenblick« (weil Eulen den Kopf um 270 Grad drehen können) genannt. In vielen Kulturen trainieren Meister der Kampfkünste dieses Sehen. Auch in manchen

Meditationspraktiken wird es angewandt. Durch das unfokussierte, unscharfe Wahrnehmen der Umgebung wird das Blickfeld geöffnet und das Sehen entspannt. Gerade bei fokussiertem stundenlangem Blick auf Bildschirmformate kann man zwischendurch das periphere Sehen nutzen, um zu entspannen. Ebenso in Stresssituationen. Dabei entspannt auch der Geist.

Picken Sie sich aus diesem Übungsprogramm immer wieder eine Übung heraus, die Sie dann mehrfach wiederholen, manchmal auch ganz nebenbei. Beachten Sie nach den Akkommodationsübungen die Entspannungs- und Nachspürphasen.

Tipp: Beenden Sie alle Übungen mit Blinzeln und/oder Palmieren (S. 50), so kommen Ihre Augen wieder zur Ruhe.

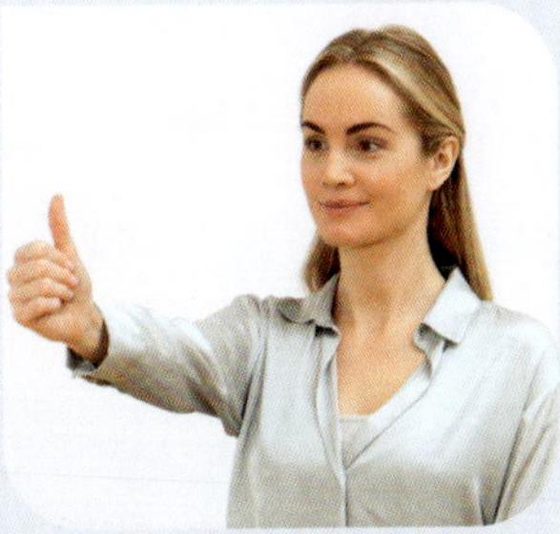

Käferchen auf der Daumenspitze (S. 62)

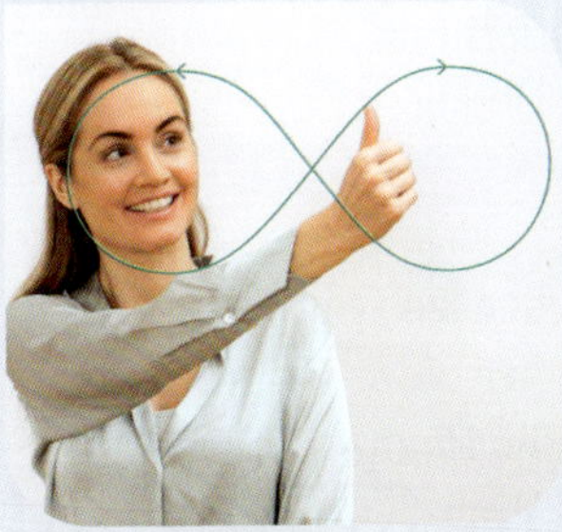

Arm mit Daumen rotieren und bewegen (S. 64)

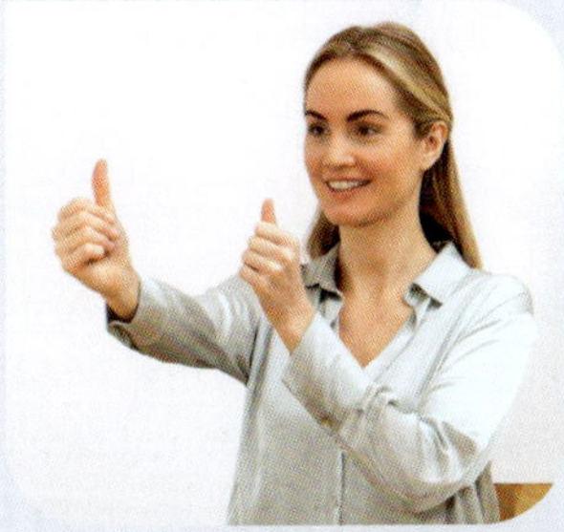

Doppel-Daumen (S. 66)

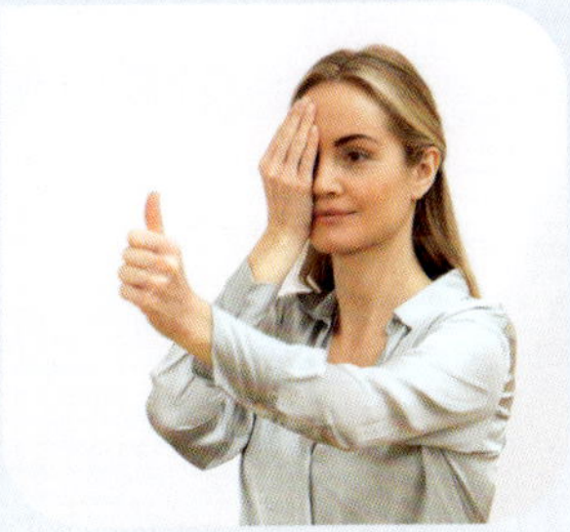

Posaunenübung (S. 68

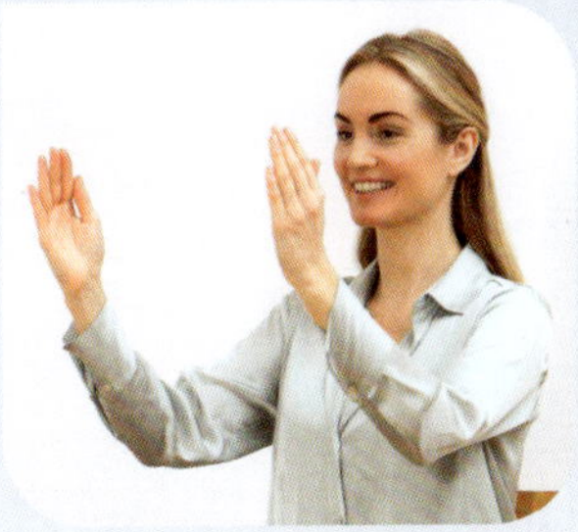

Der weite Blick – peripheres Sehen (S.70)

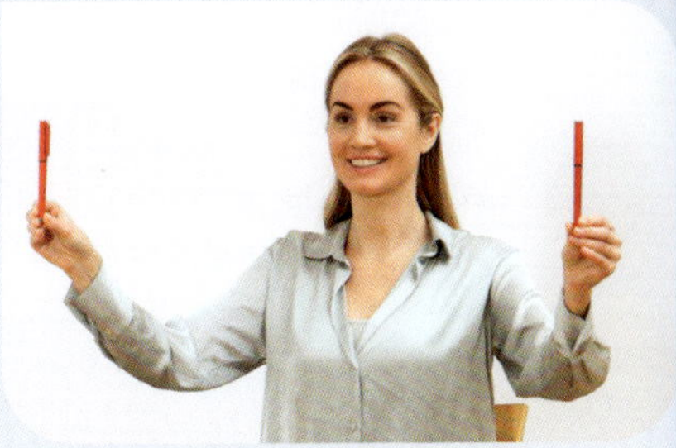

Blickwechsel mit Stift (S. 72)

Käferchen auf der Daumenspitze

» Von der Nasenspitze zum Daumen und zurück.

- Strecken Sie einen Arm mit nach oben gerichtetem Daumen in Augenhöhe nach vorn. Richten Sie Ihren Blick zuerst für 10–20 Sekunden auf einen Punkt in der Ferne, dann für 10–20 Sekunden auf den Daumennagel ① und anschließend für 10–20 Sekunden auf Ihre Nasenspitze ②. Stellen Sie den Blick in jeder Entfernung scharf und wiederholen Sie die Übung 2- bis 4-mal.

- Senken Sie dann den Arm, heben Sie den anderen Arm und wiederholen Sie die Übung. Sie können sich bei der Übung auch vorstellen, dass Sie in der Ferne auf ein Käferchen blicken. Nach einiger Zeit fliegt es zu Ihrer Daumenspitze und landet dort. Danach fliegt es auf Ihre Nasenspitze. Abschließend der Übung gelöst nachspüren.

Wichtig: Der Kopf bleibt aufrecht, der Nacken lang und der Atem fließt natürlich weiter.

Variante 1

Strecken Sie einen Arm nach vorne und führen Sie die Augenbewegung von der Ferne zum Daumen, zur Nase und danach zurück in einem schnelleren Wechsel aus. Wechseln Sie den Arm erst nach 4–6 Durchgängen.

Variante 2

Wie oben, aber den Arm nicht nach vorne, sondern in eine andere Richtung strecken, beispielsweise zur Seite oder diagonal nach oben oder unten.

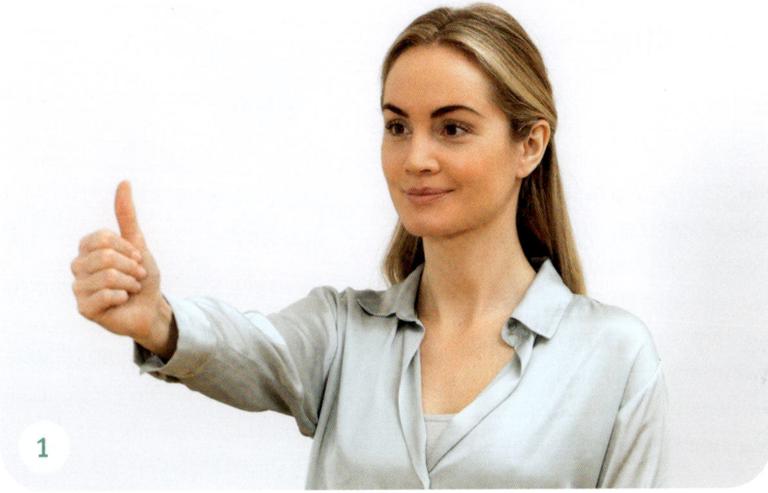

1

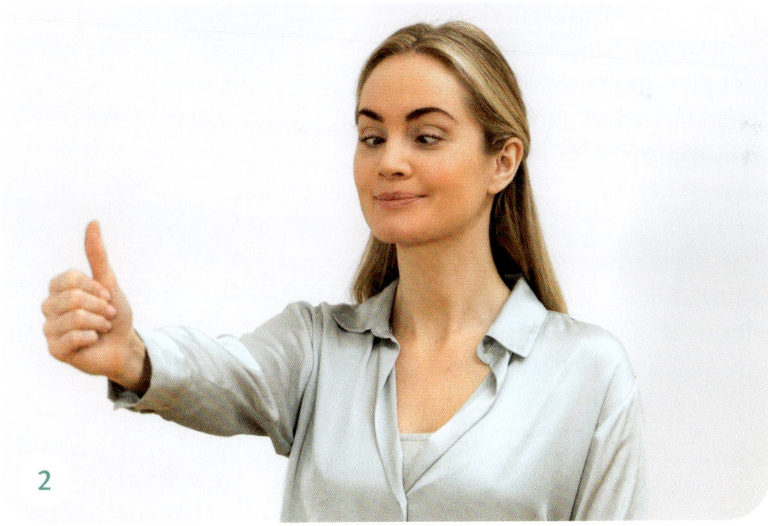

2

Arm mit Daumen rotieren und bewegen

» Halten Sie Ihre Augen beweglich.

- Strecken Sie einen Arm in Augenhöhe nach vorne, machen Sie eine weiche Faust und richten Sie den Daumen nach oben. Fokussieren Sie Ihre Daumenspitze für 8–10 Sekunden und bewegen Sie dann den Arm langsam in Form eines Kreises oder einer liegenden Acht vor Ihrem Körper. Machen Sie die Bewegung so groß, dass Sie Ihren Daumen gerade noch erkennen können. Führen Sie die Armbewegung langsam aus und verfolgen Sie den Daumen mit fokussiertem Blick. Der Kopf bleibt dabei ruhig, der Nacken lang. Wiederholen Sie 4- bis 6-mal, dann den Arm wechseln. Spüren Sie immer wieder nach und entspannen Sie die Augen und den Arm.

Tipp: Falls es Ihnen schwerfällt, den Kopf ruhig zu halten, stützen Sie das Kinn auf den Zeigefinger der anderen Hand.

Variante

Bewegen Sie den Arm mit nach oben gerichtetem Daumen in Schlangenlinien vor Ihrem Körper, oder schreiben Sie Ziffern oder Formen. Fokussieren Sie dabei immer die Daumenspitze und halten Sie nicht den Atem an. Der Atem fließt, trotz der Konzentration, natürlich und gelöst.

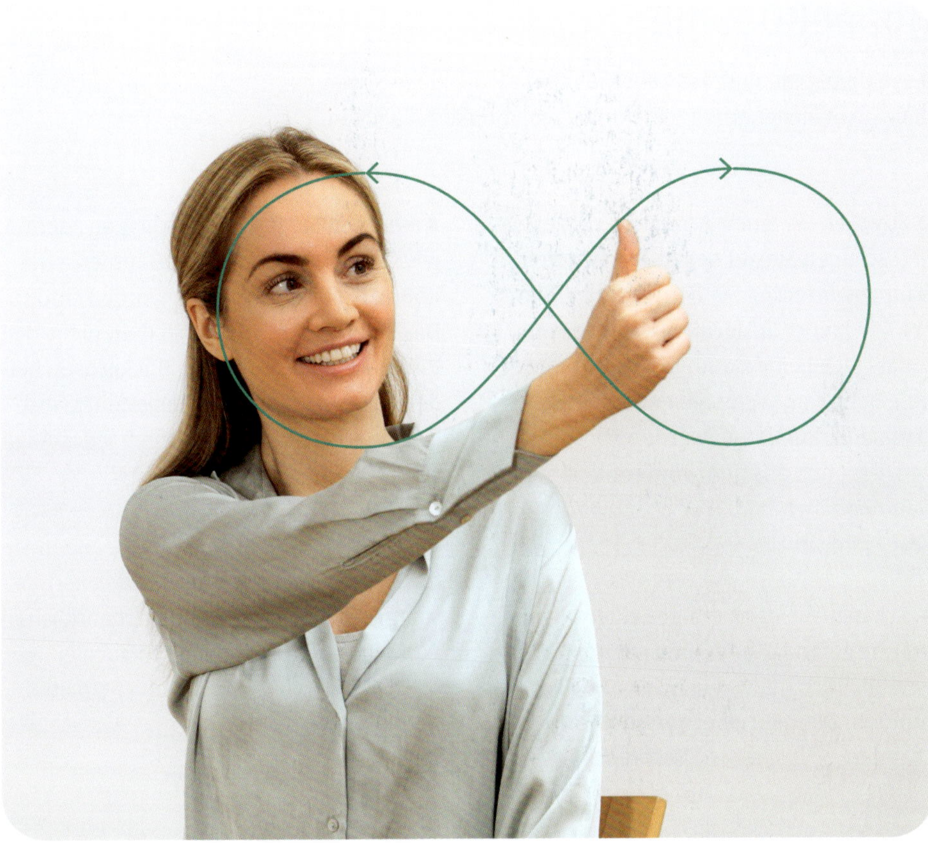

Doppel-Daumen

» Diese Übung trainiert das koordinierte und räumliche Sehen, denn nicht immer arbeiten beide Augen optimal zusammen.

- Strecken Sie einen Arm nach vorne aus und schauen Sie auf den aufgerichteten Daumen. Strecken Sie den anderen Arm etwa in halber Entfernung nach vorne, sodass sich beide Daumen in einer Blicklinie befinden. Wenn Sie den hinteren Daumen fokussieren, werden Sie bemerken, dass nun aus dem vorderen, näheren Daumen scheinbar zwei verschwommene geworden sind.

- Schauen Sie dann einige Sekunden auf den vorderen Daumen und stellen Sie den Blick scharf. Nun werden aus dem hinteren Daumen zwei verschwommene Daumen.

- Konnten Sie feststellen, dass aus dem jeweils nicht fokussierten Daumen zwei doppelte schattenhafte geworden sind? Das kommt daher, dass bei dem nicht fokussierten Daumen die Blickachsen beider Augen nicht zusammengeführt sind. Das Gehirn nimmt dann durch jedes Auge einen Daumen wahr.

- Nach 4–6 Wiederholungen beenden Sie die Übung, indem Sie die Hände entspannt ablegen und einen weit entfernten Punkt anvisieren. Sie können auch einige Male blinzeln und die Augen entspannt schließen.

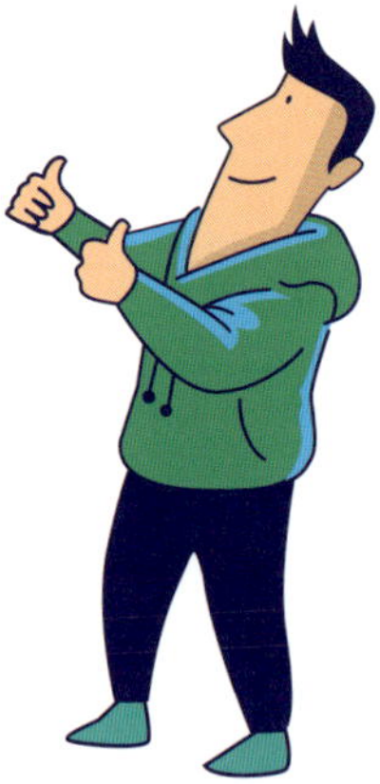

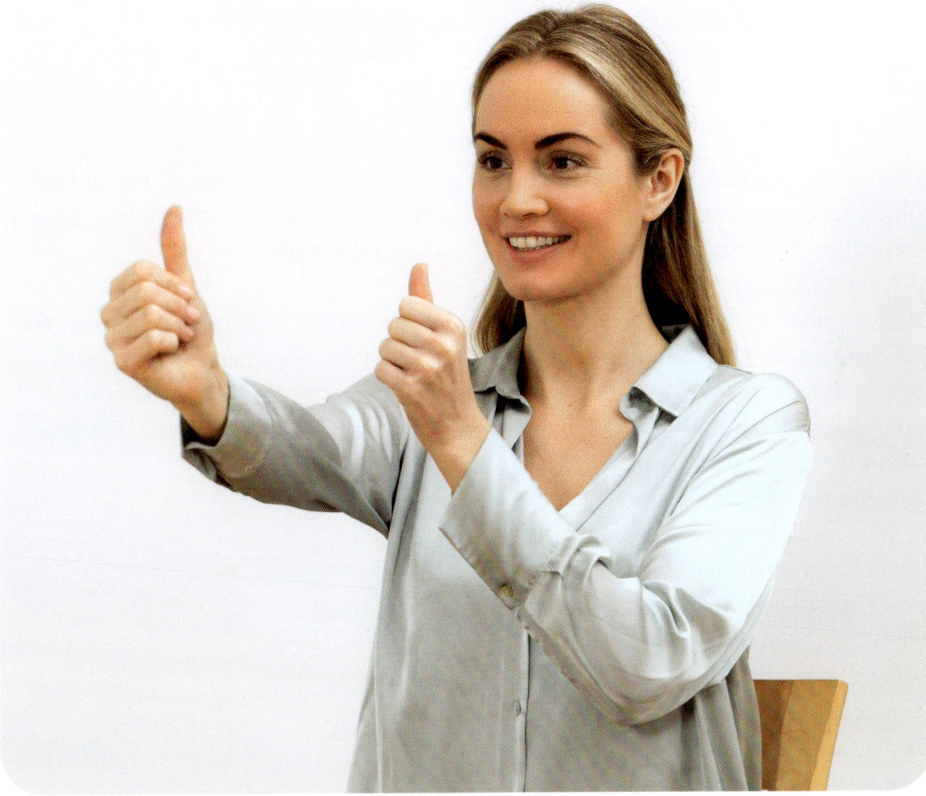

Posaunenübung

›› Mit dieser Übung können Sie die Akkommodation schulen, die Flexibilität der Linse anregen und den Ziliarmuskel elastisch halten.

- Decken Sie das rechte Auge mit der hohlen linken Hand ab und strecken Sie den rechten Arm mit erhobenem Daumen nach vorne. Richten Sie den Blick auf die Daumenspitze. Fixieren Sie den Nagel und bewegen Sie den Daumen vor Ihrem rechten Auge langsam in Richtung Nasenspitze. Kurz vor der Nasenspitze stoppen Sie und bewegen den Daumen wieder zurück in die Ausgangsposition. Behalten Sie währenddessen den Daumennagel im Blick und versuchen Sie immer, ein möglichst scharfes Bild davon herzustellen. Wiederholen Sie diese Posaunenbewegung langsam 8- bis 15-mal. Blinzeln Sie abschließend ein paar Mal, schließen Sie die Augen und spüren Sie der Übung nach.

- Wechseln Sie nun die Hände und führen Sie die Posaunenbewegung mit der linken Hand aus.

- Alternativ können Sie auch einen Stift, eine Karte oder einen anderen Gegenstand benutzen, den Sie in Richtung Nasenspitze und wieder davon wegbewegen.

Variante

Führen Sie die Posaunenübung in einer schnelleren fließenden Bewegung aus.

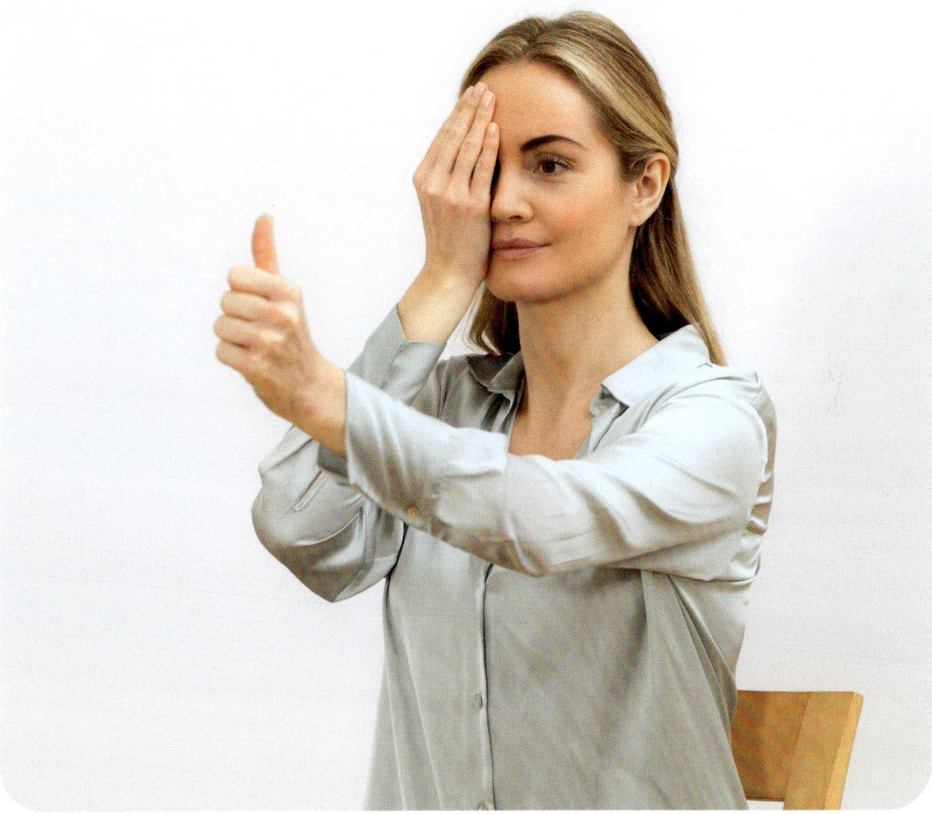

Der weite Blick – peripheres Sehen

» Diese Übung wird auch gerne »Ziehharmonika« genannt. Sie schult das periphere Sehen und erweitert den Blickwinkel. Durch das unscharfe Wahrnehmen wird das Sehen entspannt.

- Achten Sie auf eine aufrechte Haltung und suchen Sie sich in Ihrem Blickfeld ein etwas entferntes Motiv aus. Dies kann ein Bild, eine Pflanze, das Fensterkreuz, ein Baum oder etwas sein, auf das Sie gerne blicken. Die Nasenspitze sollte direkt auf das Motiv zeigen. Ziehen Sie nun die Hände vor Ihr Gesicht und rahmen Sie den ausgesuchten Gegenstand mit Ihren Händen ein. Die Handflächen zeigen zueinander. Nehmen Sie Ihr begrenztes Sichtfeld wahr ①.

- Führen Sie dann langsam die Hände auseinander, sodass der Abstand zwischen ihnen langsam größer wird. Am Ende der Bewegung können Sie die Hände gerade noch rechts und links schemenhaft wahrnehmen. Der Blick bleibt dabei die ganze Zeit nach vorne gerichtet ②. Führen Sie dann die Hände langsam wieder zurück. Lassen Sie dann die Arme sinken und spüren Sie der Übung nach. Wiederholen Sie sie 2- bis 8-mal.

Variante

Halten Sie dieses Mal die Handflächen etwa 30 Zentimeter vor das Gesicht und fokussieren Sie sie. Dann die Hände nach rechts und links langsam auseinanderziehen, während Sie versuchen, die Handflächen so lange wie möglich im Blick zu behalten. Gleichzeitig stellen Sie den Blick in die Ferne scharf. Anschließend die Hände wieder zurückführen.

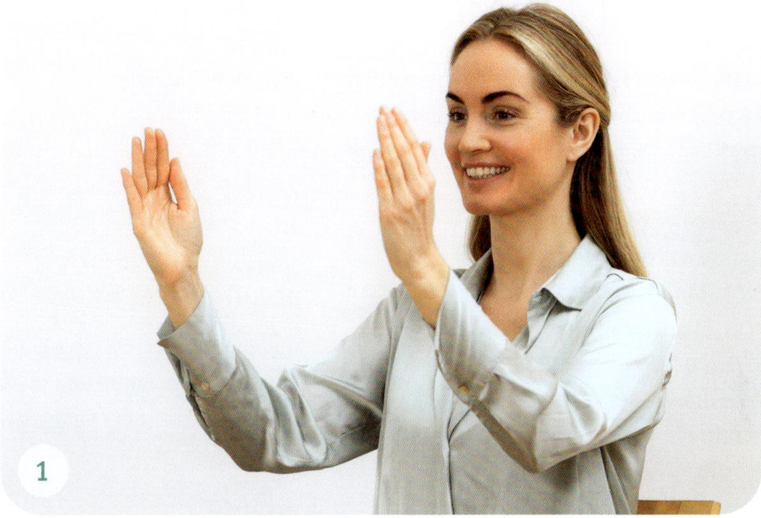
1

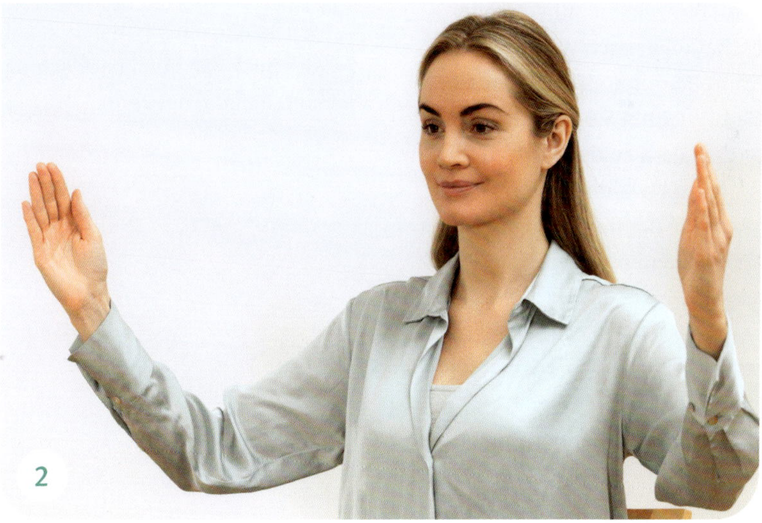
2

Blickwechsel mit Stift

» Akkommodieren und Fusionieren – Akkommodieren heißt, den Blick auf ein Objekt zu richten. Beim Fusionieren wird die Aufmerksamkeit mehr auf die Wahrnehmung des gesamten Blickfeldes gerichtet.

- Halten Sie zwei Stifte in ca. 40 Zentimetern Abstand zueinander vor Ihr Gesicht. Die Ellenbogen sind leicht gebeugt. Schauen Sie zwischen den Stiften hindurch in die Weite. Während der Blick nach vorne in die Weite gerichtet bleibt, führen Sie die Stifte langsam nach außen, sodass Sie sie gerade noch schemenhaft erkennen können. Dabei ist die Aufmerksamkeit auf das gesamte Blickfeld gerichtet ①. Blinzeln Sie nun ein paar Mal und schauen danach wieder in die Weite. Während der Kopf geradeaus gerichtet bleibt, richten Sie den Blick nach rechts und schauen zu dem Stift in Ihrer rechten Hand, verweilen Sie 4–6 Sekunden. Schauen Sie dann wieder geradeaus und blinzeln Sie ein paar Mal. Dann nach links blicken ②.

- Die gesamte Übung 4- bis 6-mal wiederholen. Und nicht vergessen: Der Kopf bleibt aufgerichtet, wobei der Scheitel nach oben zieht.

Variante 1

Sie können auch einfach eine lockere Faust machen und die Daumen oder Zeigefinger nach oben strecken.

Variante 2

Bewegen Sie einen Finger (oder Stift) schräg nach oben, den anderen schräg nach unten. Nun geht der Blick von oben nach schräg unten und umgekehrt.

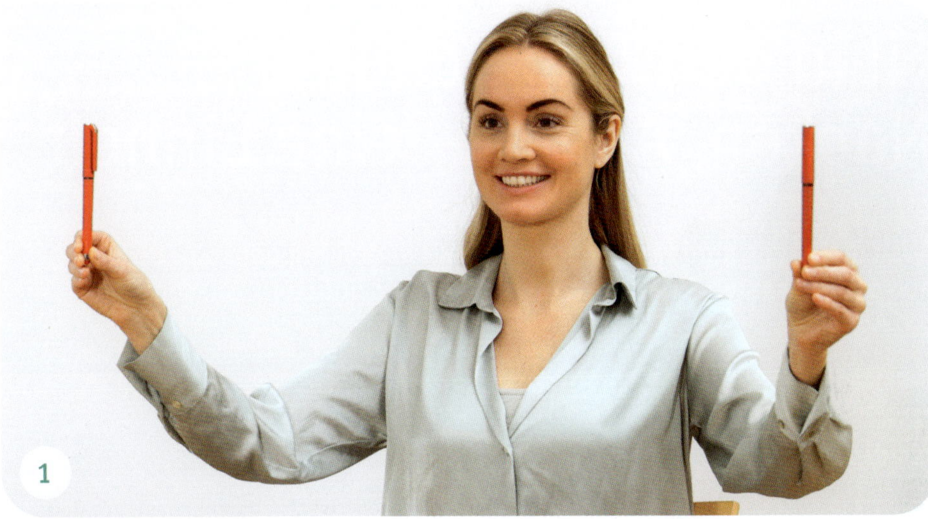

1

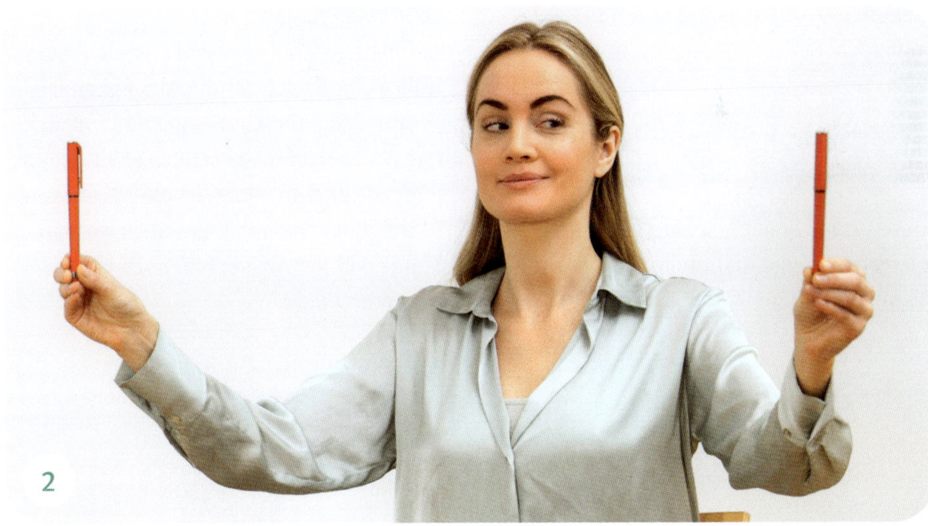

2

Fit in den Tag: Schultern, Nacken, Augen – eine Einheit

Auch die Augen sind für einen guten Start in den Tag dankbar. Beginnen Sie am besten jeden Morgen mit ein paar Spritzern Wasser über die Augen.

Wasser erfrischt, reinigt und befeuchtet die Augen. Recken und Strecken macht noch wacher und sorgt – als natürliche Atemübung – für eine Extraportion Sauerstoff.

Vorübung: Die Augen reinigen, mit Wasser bespritzen

Diese Übung können Sie morgens, aber auch abends gut ausführen. Verbinden Sie sie mit der Morgen- oder Abendtoilette. Und schieben Sie sie auch tagsüber mal ein, wenn es Ihnen danach ist. Vor dem Waschbecken: Schwappen Sie 8- bis 15-mal eine Handvoll Wasser in die leicht geöffneten Augen, um sie nach dem Aufstehen zu reinigen und zu befeuchten. Falls es Ihnen schwerfällt, die Augen leicht geöffnet zu halten, ist es auch hilfreich, das Wasser auf die geschlossenen Augenlider zu spritzen. Morgens darf das Wasser leicht kühl sein, damit Sie wach werden. Klares, kühles Wasser hilft auch bei entzündeten Augen.

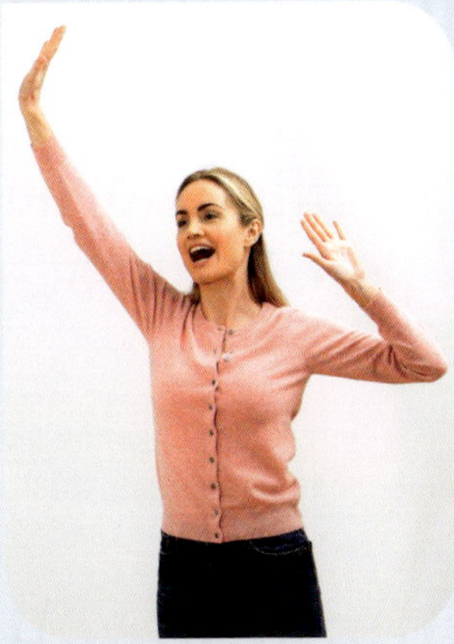

Recken, Strecken, Gähnen und die Augen benetzen (S. 76 links)

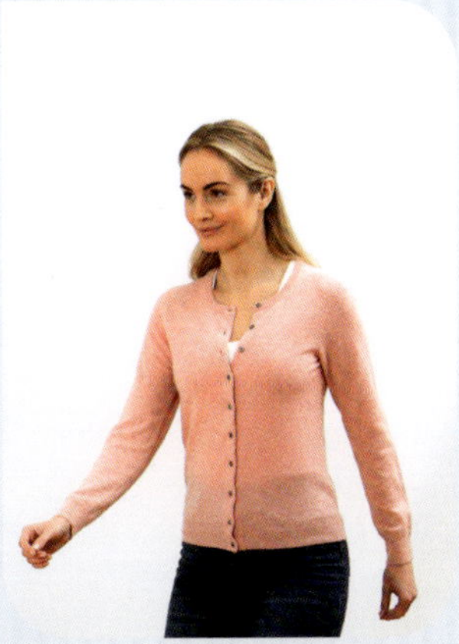

Schultern lockern, in die Weite schauen (S. 76 rechts)

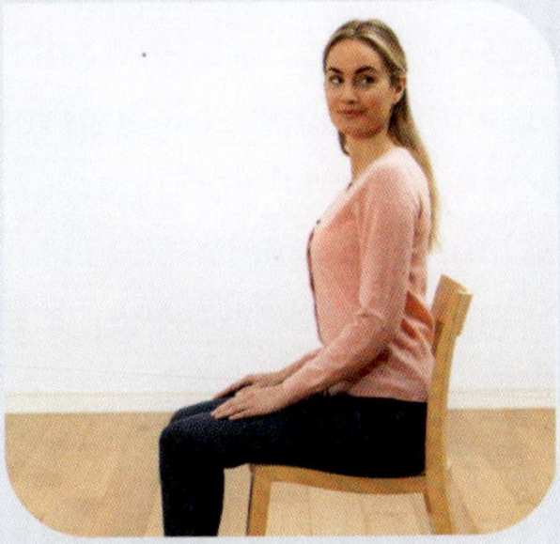

Nacken, Atlas und Augen mobilisieren (S. 78 links)

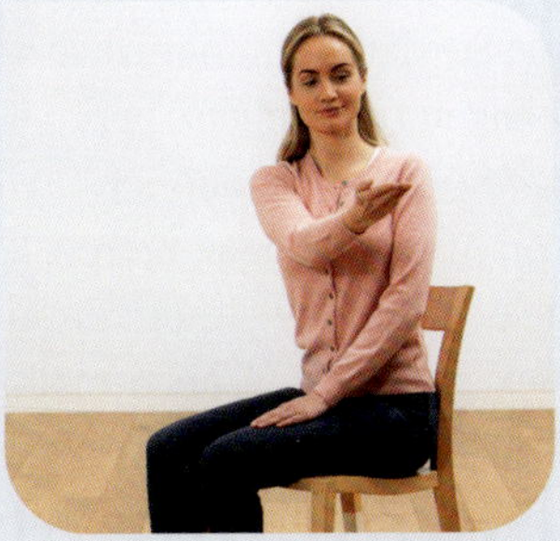

Schultern, Nacken und Augen mobilisieren (S. 78 rechts)

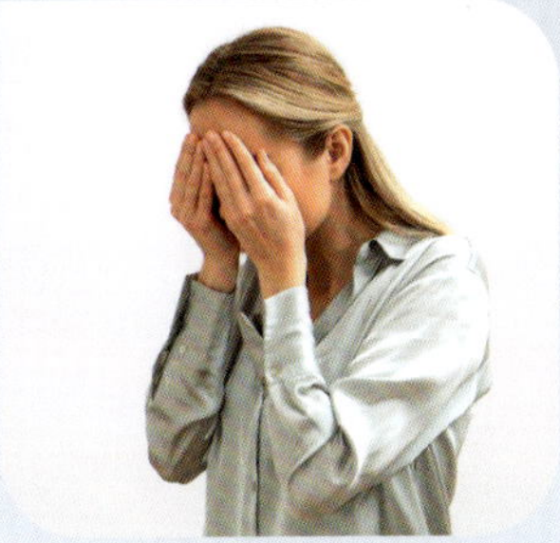

Palmieren (S. 50)

Recken, Strecken, Gähnen und die Augen benetzen

›› Entspannen Sie die Gesichts- und Kiefermuskeln und befeuchten Sie Ihre Augen durch herzhaftes Gähnen.

● Stellen Sie sich mit leicht geöffneten Beinen auf den Boden und recken und strecken Sie sich, indem Sie jeweils eine Handfläche nach oben oder zur Seite schieben. Lassen Sie den Atem natürlich fließen. Nach einigen Dehnungen, bei denen der ganze Körper auseinandergezogen und von Anspannungen befreit wird, öffnen Sie den Mund weit und lösen einen Gähnreflex aus; gerne 4-bis 6-mal ①. Nehmen Sie wahr, wie die Augen dabei benetzt werden. Außerdem werden die Gesichtsmuskeln von Anspannungen befreit und die Kiefermuskeln gelöst. Das tut besonders Menschen gut, die nachts mit den Zähnen knirschen. Danach lassen Sie die Arme locker fallen und schütteln sie einige Male aus, als ob Sie alle Anspannung wegschütteln wollten.

Schultern lockern, in die Weite schauen

›› Schultern lösen, Augenmuskeln entspannen, den Atem fließen lassen.

● Stellen Sie sich aufgerichtet vor ein Fenster und schauen Sie in die Weite. Der Kopf sitzt mittig auf der Wirbelsäule, so werden der Atlas-Wirbel und die Halswirbelsäule entlastet. Ihre Knie sind leicht gebeugt. Wippen Sie nun mit den Knien 10- bis 20-mal und nehmen Sie dann die Schultern dazu. Lassen Sie nun auch die Schultern locker mithüpfen oder kreisen Sie die Schultern einige Male nach hinten. Stellen Sie sich vor, dass auch die Augäpfel ein klein wenig mitwippen. Den Atem dabei natürlich fließen lassen. Führen Sie die Bewegungen so lange aus, wie es Ihnen guttut. Danach bleiben Sie einen Moment stehen und schwingen beide Arme abwechselnd locker aus den Schultergelenken vor und zurück. Der Blick bleibt bei dieser Übung weich in die Weite gerichtet ②.

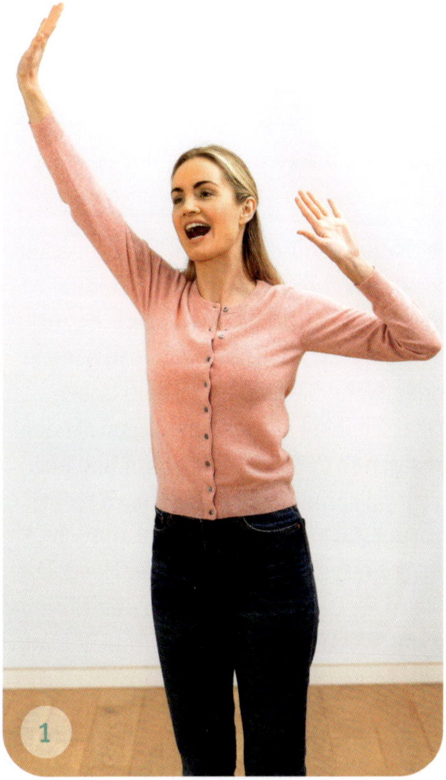
1

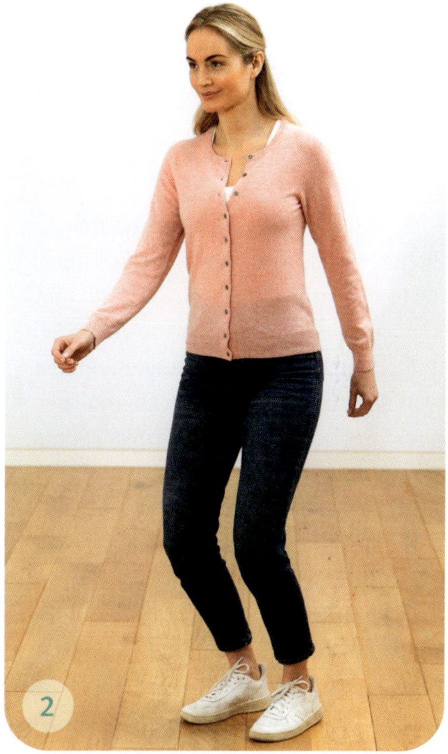
2

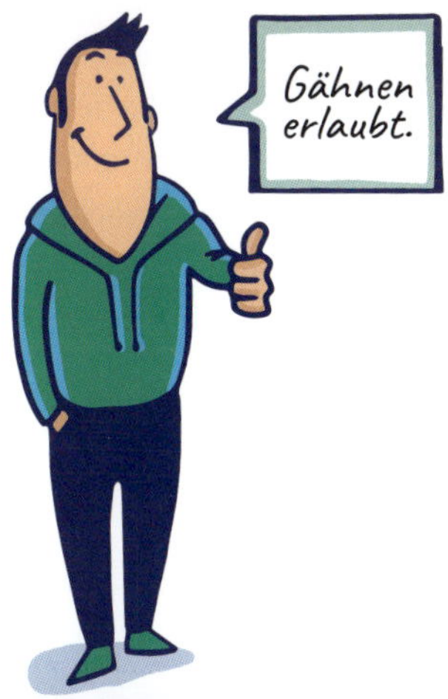
Gähnen
erlaubt.

Nacken, Atlas und Augen mobilisieren

» Koordination von Augen- und Nackenmuskeln

- Sie befinden sich im aufrechten Sitz. Ziehen Sie das Kinn etwas zurück und leicht nach unten. Drehen Sie dann den Kopf so weit wie möglich zur linken Seite und schauen Sie aus den Augenwinkeln weit nach links hinten. Der Oberkörper und die Schultern bleiben ruhig. Halten Sie diese Position 4–8 Sekunden ①.

- Drehen Sie dann den Kopf zur Mitte zurück und schauen Sie in die Weite oder blinzeln Sie gelöst einige Male; 4–8 Sekunden. Danach zur anderen Seite. Den Atem während der gesamten Übung natürlich fließen lassen. Die Bewegung zu jeder Seite 2- bis 6-mal ausführen.

Schultern, Nacken und Augen mobilisieren

» Mobilisieren Sie bei dieser Übung Ihre Schulter-, Nacken- und Augenmuskeln.

- Im aufrechten Sitz oder Stand strecken Sie den rechten Arm mit der Handfläche nach oben zeigend waagerecht zur Seite und lassen den linken Arm hängen oder, wenn Sie sitzen, auf dem linken Oberschenkel abgelegt. Bewegen Sie den rechten Arm 6- bis 10-mal hin und her, weit nach links und wieder nach rechts zurück. Der Kopf bleibt dabei aufrecht, Sie folgen nur mit dem Blick Ihrer Hand. Lockern Sie dann die Schultern und führen die Bewegung mit dem anderen Arm aus.

- Strecken Sie nun den rechten Arm nach rechts und drehen Sie auch den Kopf nach rechts. Schauen Sie zur Hand. Bewegen Sie dann, wie oben, den Arm 6- bis 10-mal weit nach links und wieder nach rechts ②. Folgen Sie der Handbewegung mit Kopf und Augen. Dann die Seiten wechseln.

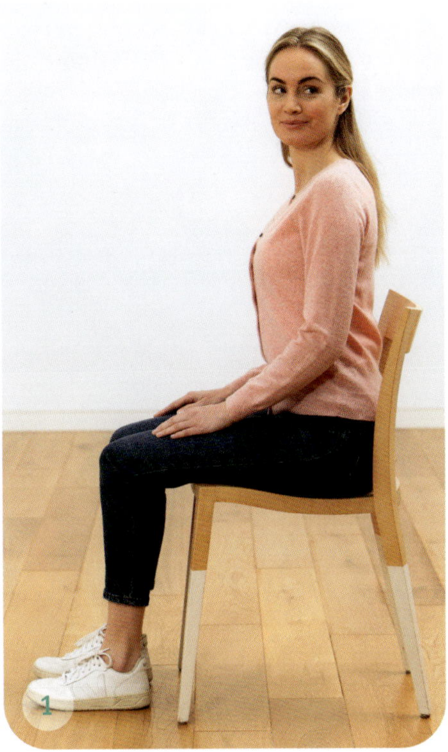
1

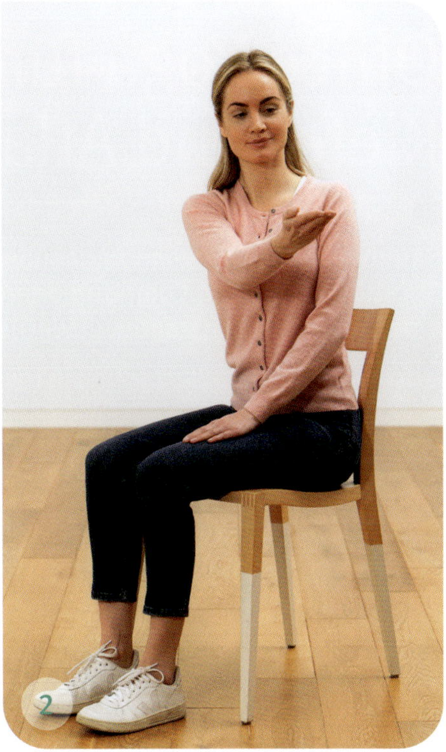
2

Office-Yoga für Augen, Kiefer und Atlas

Sanfte Augen-, Kiefer- und Atlasübungen sind sehr wohltuend, wenn Sie stundenlang am Computer oder Schreibtisch sitzen oder sich auf einen nahen Gegenstand konzentrieren müssen.

Die meiste Zeit am Tag schauen unsere Augen in die Nähe. Das strengt sie an. Dadurch werden die Augenmuskeln immer unflexibler. Bewegung hält Gelenke gesund und dasselbe gilt für die Augen: Bewegungen in alle Richtungen halten sie gesund, beweglich und das Gewebe geschmeidig. Auch die Kiefer- und Atlasgelenke profitieren davon – und umgekehrt.

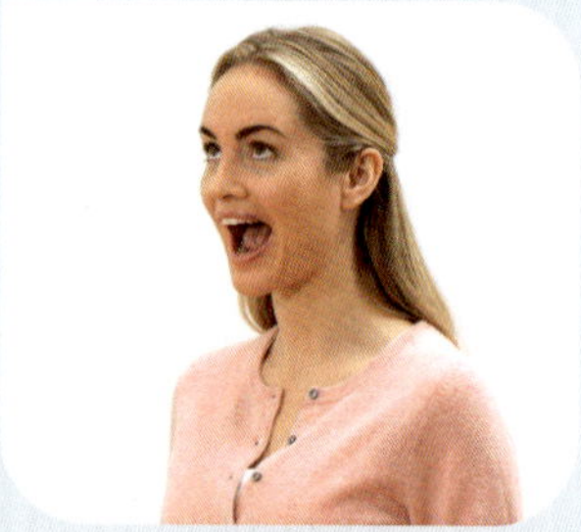

Kiefer und Augen – der Löwe (S. 82)

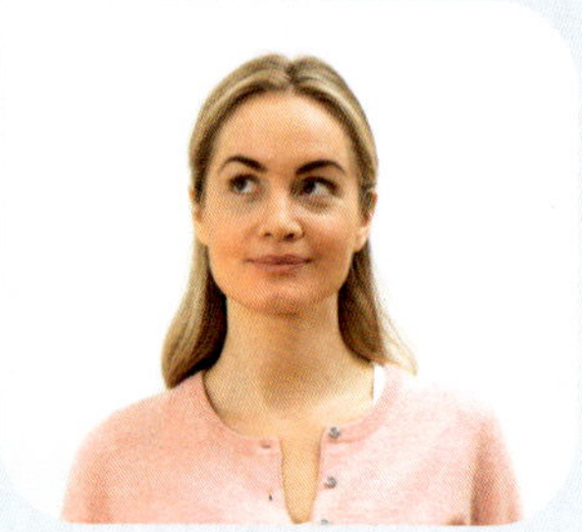

Augenuhr (S. 84)

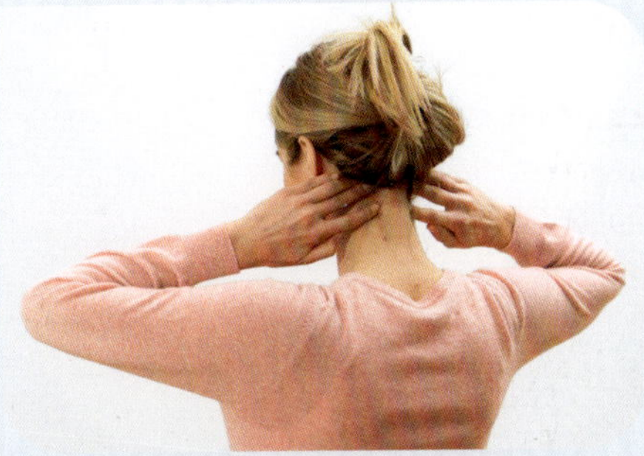

Verbindung von Augen- und Nackenmuskeln (S. 86 links)

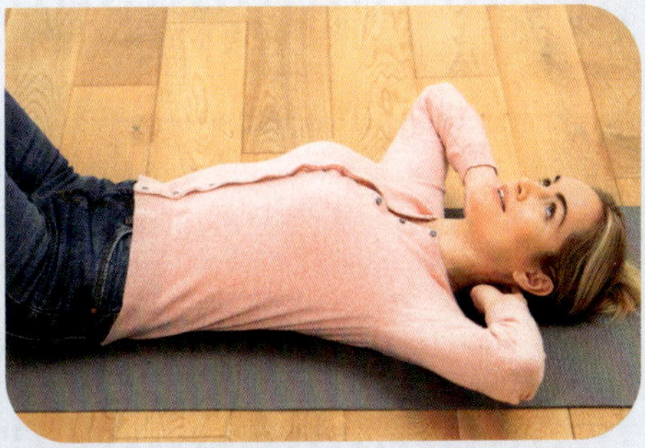

Übung im Liegen (S. 86 rechts)

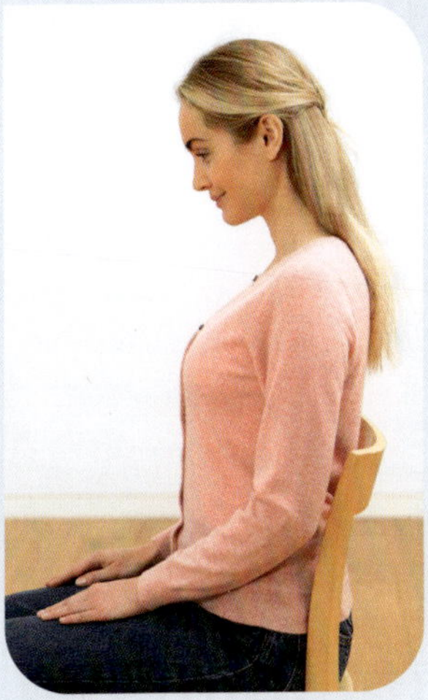

Augen und Kopfgelenke von Spannungen befreien (S. 88)

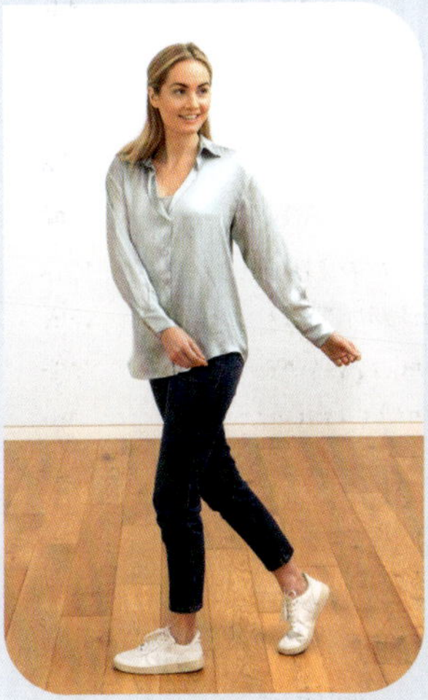

Drehschwung (S. 48)

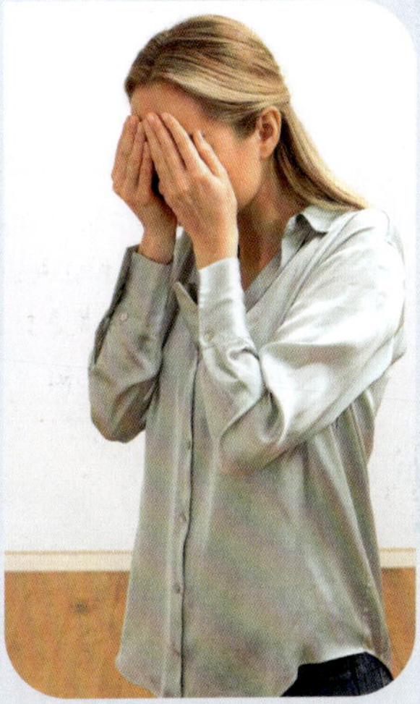

Palmieren (S. 50)

Kiefer und Augen – der Löwe

» Man tut es nur noch höchst selten: die Augen weit aufreißen. Auch der Kaumuskel ist es kaum noch gewohnt, dass man den Mund weit aufreißt, und ist fast immer verhärtet und verspannt.

- Sie können diese Übung im Sitzen oder Stehen ausführen. Reißen Sie bei dieser Übung Augen und Mund weit auf. Blicken Sie zur Decke und halten Sie die Dehnung 8–10 Sekunden. Danach Augen und Mund gelöst schließen und entspannt nachspüren. 4- bis 6-mal wiederholen.

- Sie werden beim Nachspüren merken, wie die Durchblutung durch diese Übung verbessert wird. Wenn Sie wollen, legen Sie beim Nachspüren die Hände weich über die Augen.

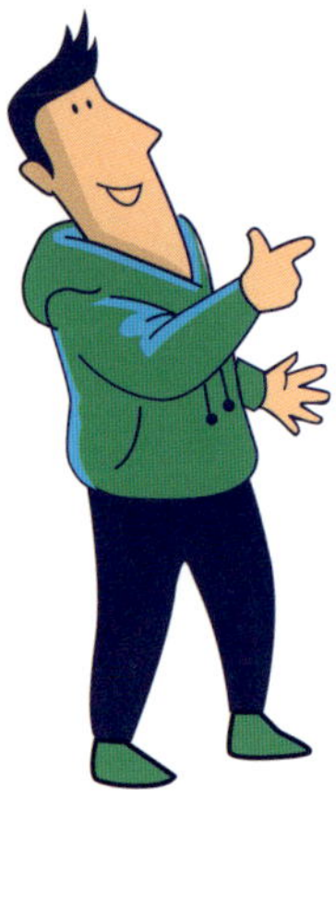

Variante

Bei der klassischen Yoga-Übung »Löwe« reißt man nicht nur die Augen weit auf und öffnet den Mund (wodurch die Kaumuskeln gedehnt werden), sondern man streckt zusätzlich noch die Zunge heraus. Letzteres kennt man aus der Gesichtsgymnastik, denn Zunge-Herausstrecken aktiviert den Kinnbodenmuskel und ist eine hilfreiche Übung gegen ein Doppelkinn.

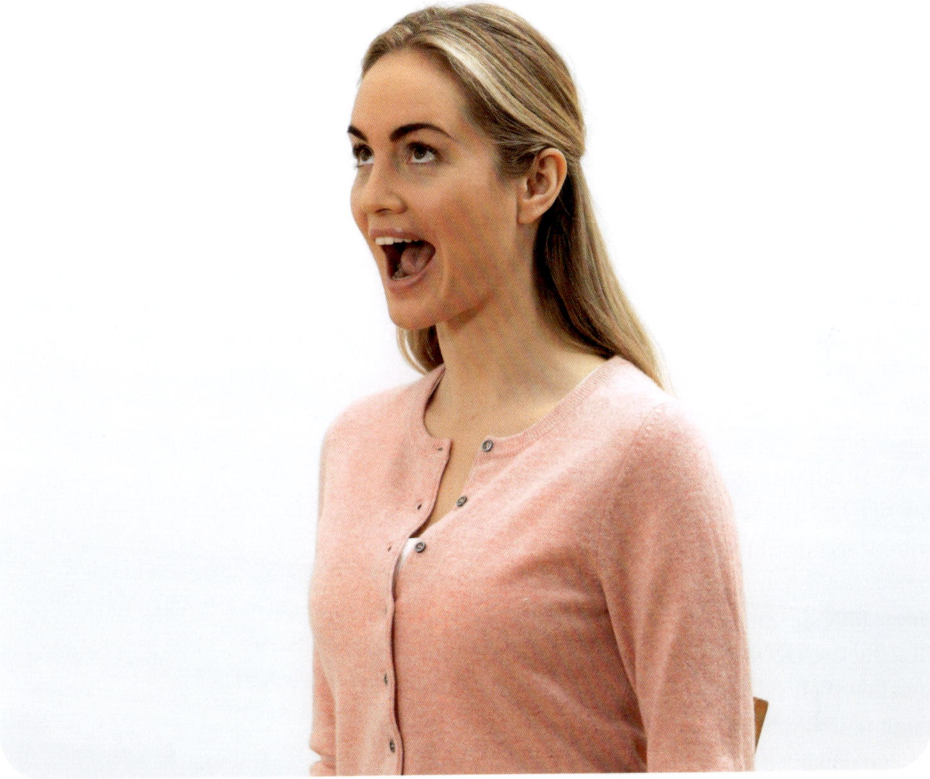

Augenuhr

» Die Übung verschafft den Augäpfeln eine kaum noch bekannte Bewegungsintensität und Flexibilität.

- Diese sehr wirkungsvolle Augenübung können Sie fast überall ausführen. Ob beim Zähneputzen, Abwaschen, Geschirr-Einräumen, im Auto als Beifahrer oder am Schreibtisch und natürlich auch abends vor dem Fernseher. Lieber mehrmals täglich zwischendurch ausführen als nur einmal am Tag für längere Zeit.

- Sie sitzen im aufrechten Sitz. Stellen Sie sich eine große Uhr vor. Beginnen Sie mit lockernden Blinzelbewegungen und bewegen Sie dann die Augen weit nach oben, über die Ziffer 12 hinweg, wobei Sie den Blick scharf stellen; nach 4–8 Sekunden bewegen Sie die Augen zur Mitte und dann nach unten, über die 6 hinweg, und stellen den Blick wieder scharf. Nach 4–8 Sekunden die Augen über die Mitte nach oben bewegen. Machen Sie 4–6 Durchgänge, danach die Augen schließen und entspannt nachspüren. Lassen Sie den Atem immer locker mitfließen.

- Als Nächstes bewegen Sie die Augen langsam zu den Ziffern 3 und 6 und wiederholen diese Bewegung 4- bis 6-mal. Danach zu den Ziffern 1 und 7, dann 11 und 5; dann 2 und 8 und abschließend zu 10 und 5. Üben Sie nur so viel, wie es Ihnen guttut ① und ②.

Variante 1

Sie können diese Übung hin und wieder auch im schnellen Blickwechsel machen, ohne jedes Mal den Blick scharf zu stellen.

Variante 2

Lassen Sie die Augen 8- bis 12-mal in eine, danach in die andere Richtung kreisen, ohne dass sie auf gedachten Ziffern verweilen.

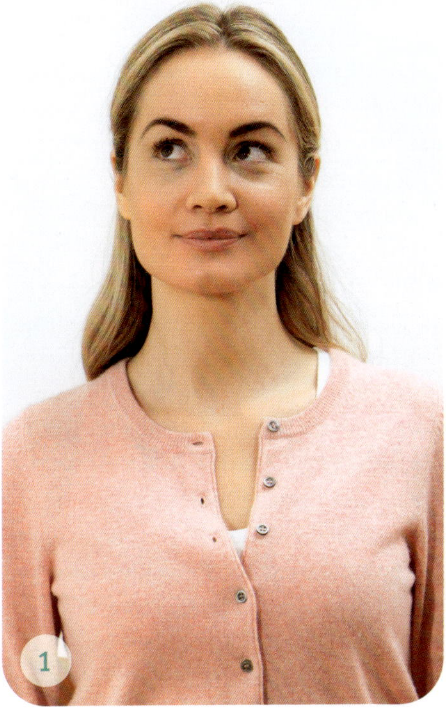
1

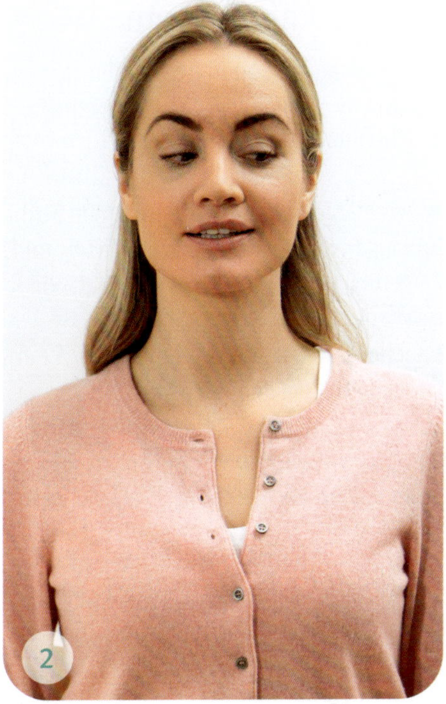
2

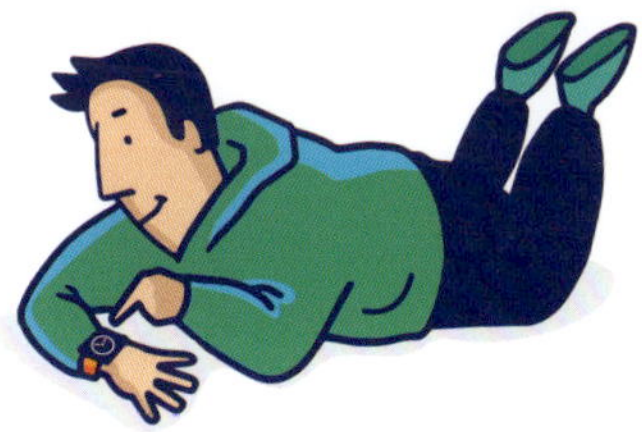

Verbindung von Augen- und Nackenmuskeln

» Bei dieser ganz besonderen Übung spüren Sie, wie die Augen- mit den Nackenmuskeln verbunden sind.

- Setzen Sie sich aufrecht auf einen Stuhl und legen Sie die Kuppen der Mittel- und Zeigefinger neben die obersten Halswirbelkörper unterhalb des Schädelbasisknochens. Geben Sie mit den Fingern ein wenig Druck nach oben ①. Schließen Sie die Augen und rollen Sie die Augäpfel weit nach oben, danach weit nach rechts, dann nach unten und anschließend weit nach links.

- Führen Sie diese Übung langsam aus und lassen Sie die Augäpfel in jeder Position 4–8 Sekunden. Den Atem dabei gelöst fließen lassen. Nehmen Sie wahr, was Sie bei diesen Augenbewegungen im Nacken spüren können. 4- bis 6-mal wiederholen und zwischen den Wiederholungen locker blinzeln.

- Diese Übung können Sie mit geschlossenen Augen, aber auch mit geöffneten Augen ausführen. Legen Sie nach jeder Umkreisung die Hände in den Schoß und spüren Sie mit geschlossenen Augen nach.

Übung im Liegen

» Der Druck der Finger löst Verspannungen im Atlas-Schädelbasis-Bereich und sorgt anschließend für eine bessere Durchblutung im oberen Nacken- und Augenbereich sowie im Sehzentrum.

- Die gleiche Übung im Liegen: Legen Sie sich auf eine Unterlage und, wenn Sie möchten, stellen Sie die Beine auf. Legen Sie die Finger wieder neben die oberen Halswirbelkörper, sodass vor allem die Mittelfinger unterhalb des Schädelbasisknochens liegen. Drücken Sie dann den Kopf an dieser Stelle mit den Fingern ein klein wenig nach oben, das Kinn bewegt sich dabei ein wenig in Richtung Brustbein, der Nacken längt sich. Die Fingerknöchelchen bzw. die Fingergrundgelenke aufstellen, sodass der Kopf bequem auf Ihren Fingern ruhen kann ②.

- Führen Sie nun die Augen-Bewegung aus: Rollen Sie die Augäpfel weit nach oben, danach weit nach rechts (als ob Sie nach hinten schauen wollten), dann nach unten (als ob Sie in den Kiefer schauen wollten) und anschließend weit nach links – entweder mit offenen oder geschlossenen Augen.

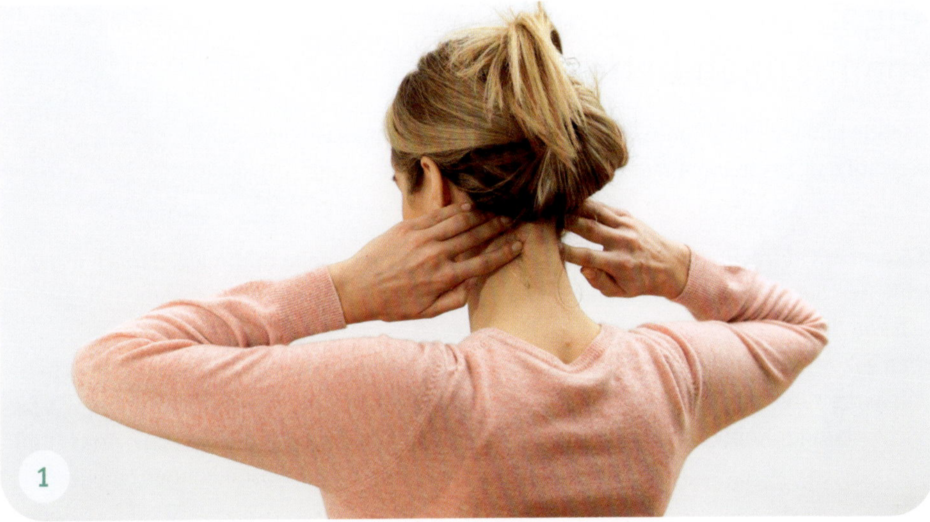
1

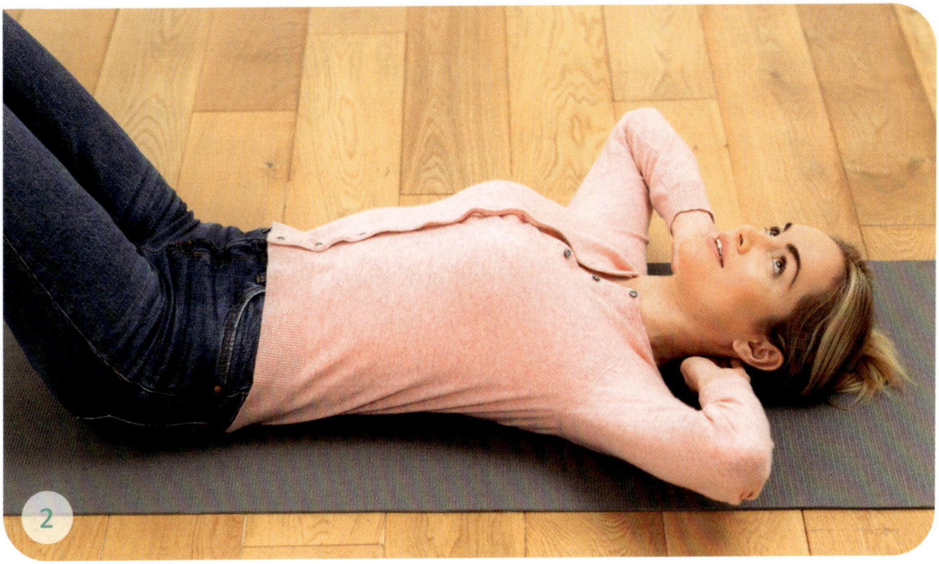
2

Augen und Kopfgelenke von Spannungen befreien

» Lösende und mobilisierende Übungen für die Atlasgelenke wirken auch auf den gesamten Augenbereich lösend und entlastend.

- Sie sitzen aufrecht auf einem Stuhl. Schließen Sie die Augen und stellen Sie sich vor, dass Ihr Kopf am Scheitel nach oben gezogen wird und der Kopf von der Halswirbelsäule ein wenig gelöst wird (»schwebender Kopf«). Machen Sie dann 10–20 schnelle minimale, danach 8–10 langsame große Nickbewegungen.

- 4- bis 6-mal wiederholen und nachspüren. Können Sie wahrnehmen, wie Sie bei dieser Übung die Nacken-, Atlas- und Augenmuskeln lösen können?

Variante

Öffnen Sie die Augen und schauen Sie in die Ferne. Ideal ist der Blick aus einem Fenster, aber auch eine weiter entfernte Wand, eine Pflanze oder ein anderer Gegenstand sind möglich. Lassen Sie den Blick weich und die Kiefergelenke gelöst sein. Die Lippen liegen sanft aufeinander und sind nicht zusammengepresst. Der Atem fließt ganz natürlich weiter. Nicken Sie einige Male in Minibewegungen auf und ab ①. Nach einigen Nickbewegungen drehen Sie den Kopf langsam nach rechts. Kopf und Blick wandern in dieselbe Richtung. In dieser Drehstellung nicken Sie wieder einige Male und drehen anschließend den Kopf wieder langsam nach vorne und dann nach links. Dort wieder nicken ②, dann den Kopf erneut nach vorne drehen. Zu jeder Seite 4- bis 6-mal ausführen. Schließen Sie dann entspannt die Augen und spüren Sie nach, wie sich Nacken und Augen jetzt anfühlen. Bleiben Sie während der gesamten Übung auch im Kieferbereich ganz entspannt.

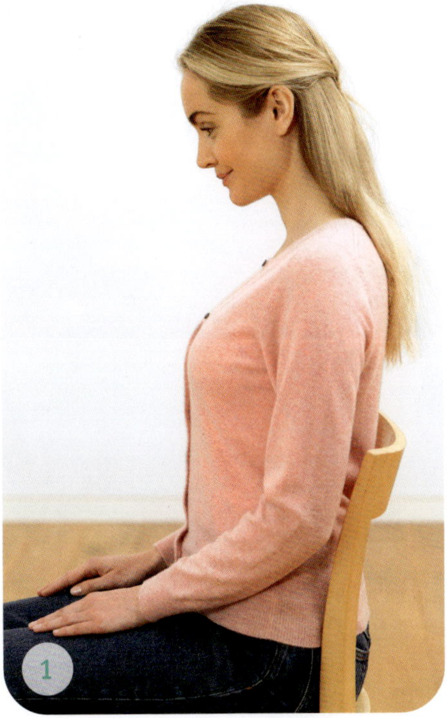
1

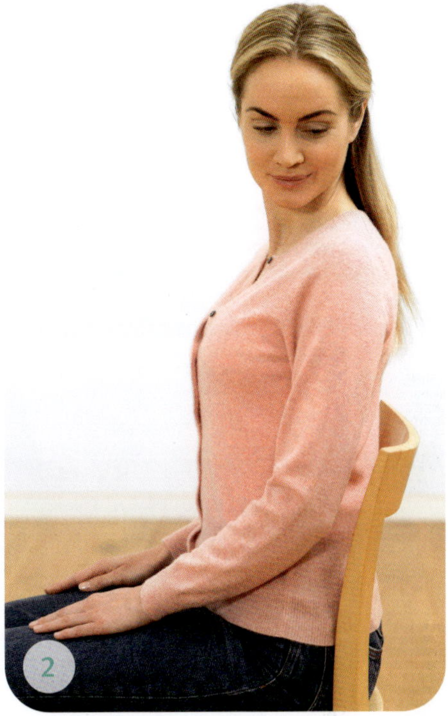
2

Achterschwünge – schnelle Entspannung für Schultern, Nacken, Augen

Achterschwünge lockern und halten beweglich. Lassen Sie öfters die Arme kreisen oder machen Sie mit Kopf oder Augen Achter-Kreise.

Achterschwünge sind ideale Übungen, um verspannte Muskeln zu lösen, Faszien, Gewebe und Gelenke geschmeidig werden zu lassen und die Durchblutung in allen Zellen anzuregen. Erspüren Sie die Bewegungen der Achterschwünge und -kreise ganz bewusst. Sie können diese Übungen im Büro genauso gut ausführen wie zu Hause, im Garten oder während eines Spaziergangs. Sie eignen sich auch als Einzelübung für zwischendurch.

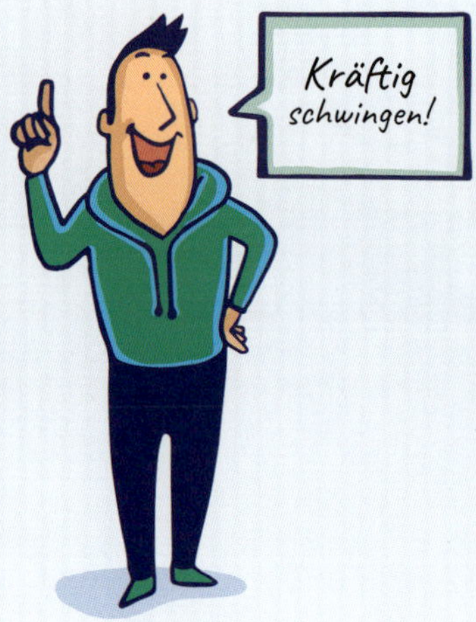

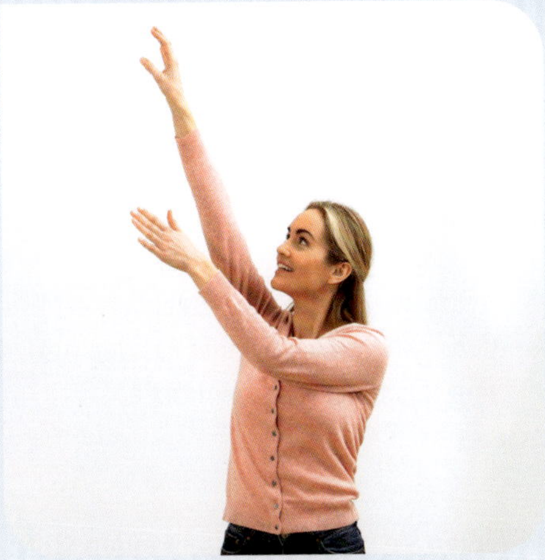

Achterschwünge mit den Armen (S. 92 links)

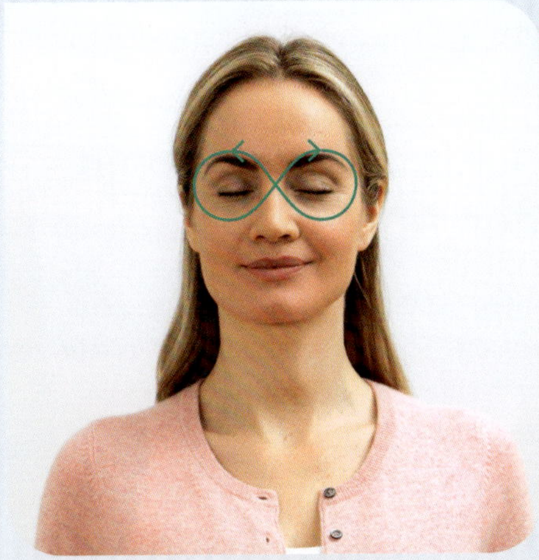

Augen-Achter (S. 92 rechts)

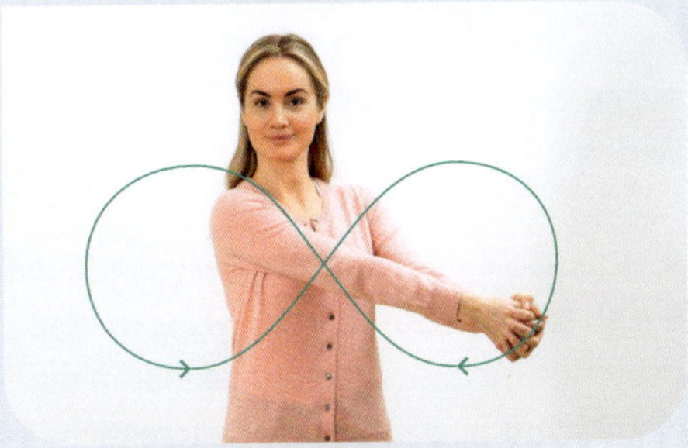

Beweglichkeit der Augen fördern (S. 94)

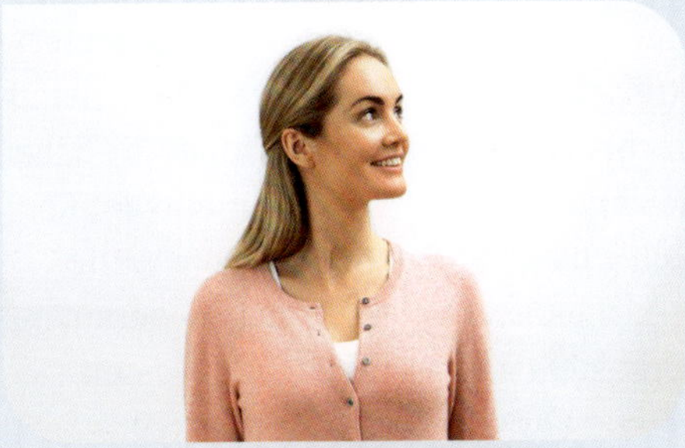

Kopf-Achter (S. 96 links)

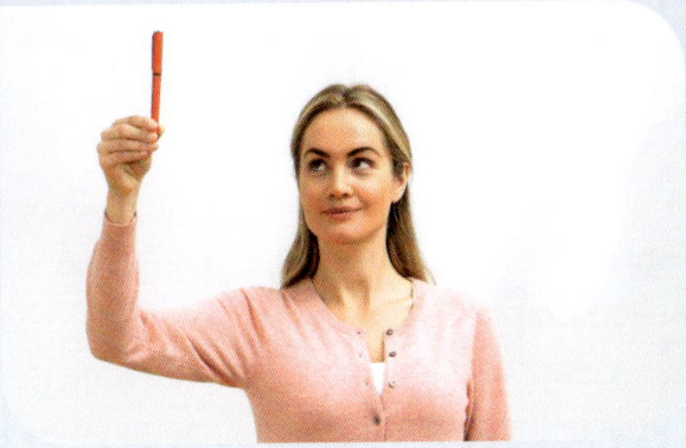

Stift verfolgen (S. 96 rechts)

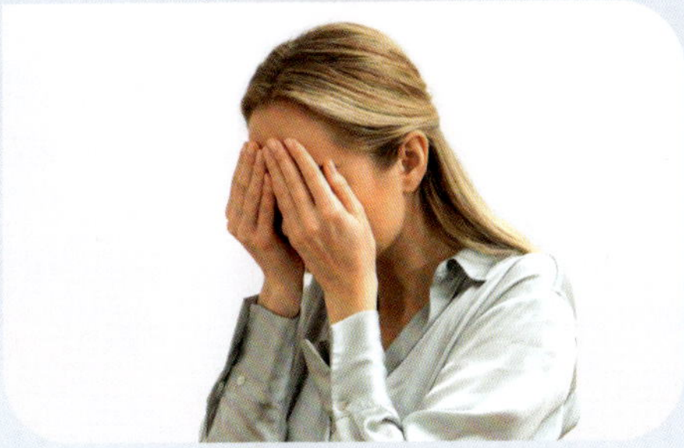

Palmieren (S. 50)

Achterschwünge mit den Armen

» Lösen Sie durch Achterschwünge verspannte Schulter- und Nackenmuskeln und halten Sie Ihre Wirbelgelenke im Brustkorbbereich beweglich.

- Stellen Sie sich mit leicht gegrätschten Beinen auf den Boden oder setzen Sie sich aufrecht auf einen Stuhl ohne Armstützen. Strecken Sie beide Arme nach vorne und schwingen Sie beide Arme in Achterkreisen an den Körperseiten abwechselnd rechts und links zurück. Wippen Sie dabei leicht in den Knien mit, während der Kopf ruhig bleibt und der Blick in die Weite gerichtet ist. 10- bis 20-mal wiederholen. Den Atem natürlich mitfließen lassen.

- Schwingen Sie dann die Arme wieder in Achterkreisen nach rechts und links zurück und bewegen Sie den Kopf dabei mit. Schauen Sie den Händen weit nach hinten nach ①. Können Sie wahrnehmen, wie bei dieser Übung auch die Brustwirbelsäule mobilisiert und die Nackenmuskeln gelöst werden?

Augen-Achter

» Achterkreise, die mit den Augen ausgeführt werden, halten Muskeln und Faszien flexibel und regen die Durchblutung an.

- Setzen Sie sich aufrecht auf einen Stuhl und lassen Sie den Scheitel des Kopfes in Richtung Decke ziehen, sodass der Nacken lang und frei ist. Ziehen Sie das Kinn ein wenig zurück und schließen Sie Ihre Augen. Stellen Sie sich einen Moment vor, zu den Augen hin zu atmen.

- Führen Sie dann mit den geschlossenen Augen sehr langsame weite waagerechte Achterkreise aus, 4- bis 8-mal erst in die eine Richtung, dann in die andere Richtung ②. Der Kieferbereich und die übrigen Gesichtsmuskeln bleiben entspannt. Entspannen Sie die Augen einen Moment, bevor Sie die Übung wiederholen.

- Anschließend öffnen Sie die Augen und führen die Achterkreise mit geöffneten Augen und ruhigem Kopf aus. Achten Sie wieder auf einen entspannten Kiefer. Danach die Augen schließen und nachspüren.

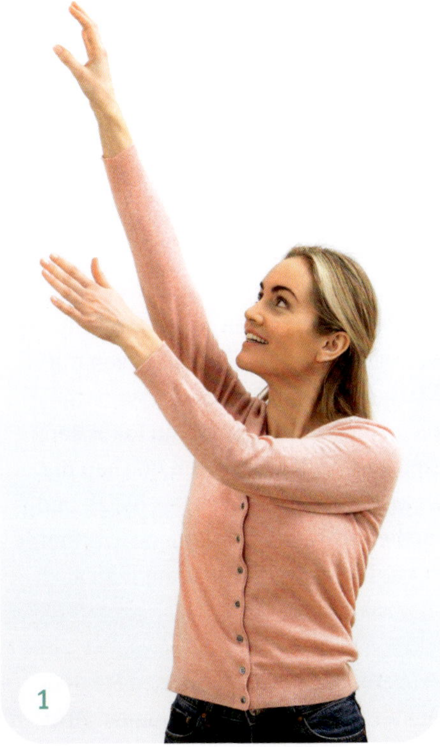

1

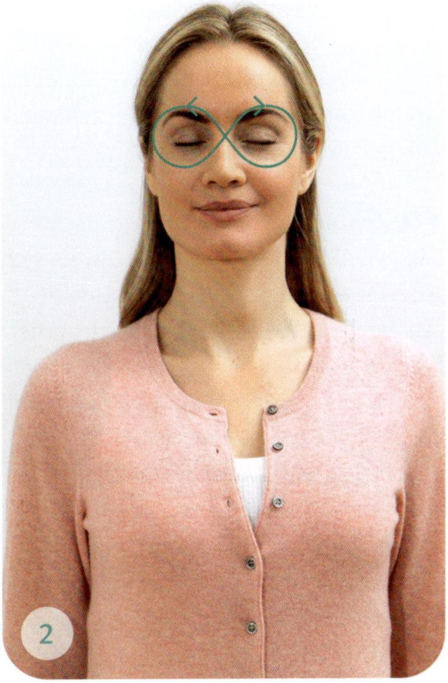

2

Beweglichkeit der Augen fördern

» Trainieren Sie mit dieser Übung unter anderem das periphere Sehen, das die Augen entlastet und für Reaktion und Koordination große Vorteile bringt. Nehmen Sie wahr, was auch außerhalb des fokussierten Sehens und der zentralen Stelle der Netzhaut wahrgenommen werden kann.

- Stellen Sie sich mit leicht gegrätschten Beinen auf den Boden oder setzen Sie sich aufrecht auf einen Stuhl ohne Armstützen. Strecken Sie beide Arme nach vorne und verschränken Sie die Hände. Schauen Sie auf einen entfernten Punkt und machen Sie dann 10–20 flache Achterkreise vor dem Körper. Während der Blick nach vorne in die Ferne gerichtet bleibt, beobachten Sie Ihre Hände nur im peripheren Sichtfeld, also schemenhaft. Dadurch wird das periphere Sehen bzw. der Rundumblick geschult ①.

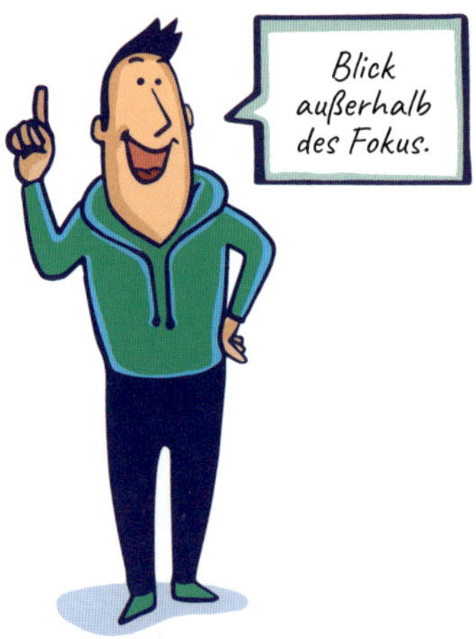

- Als Nächstes bewegen Sie die Arme wieder in langsamen Achterkreisen und bewegen den Kopf und die Augen mit ②. Machen Sie weite Achterkreise nach rechts und links hinten und fokussieren Sie Ihre Hände. Die Augen machen die Bewegungen mit. Wechseln Sie ab und zu die Richtung und werden Sie erfinderisch: Die Achterkreise kann man auch diagonal machen.

- Wenn Sie möchten, können Sie die Achterkreise auch nur mit einem Arm machen. Den Kopf entweder still halten und nur die Augen bewegen oder Kopf und Augen bewegen.

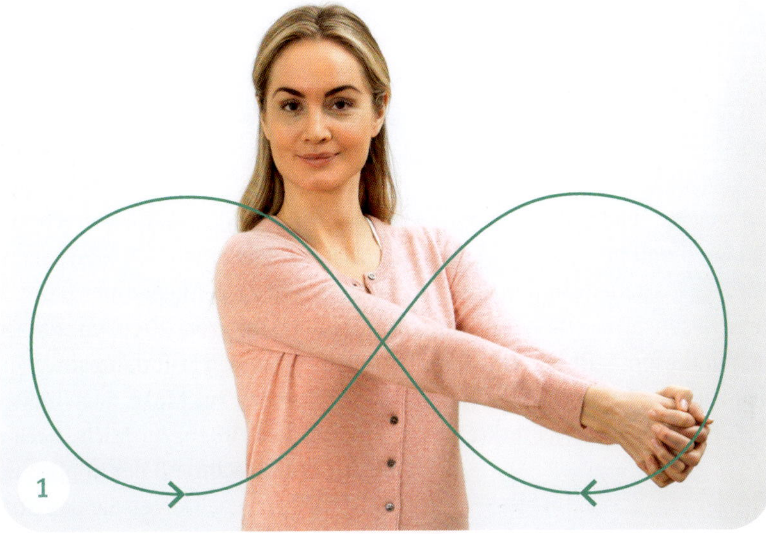
1

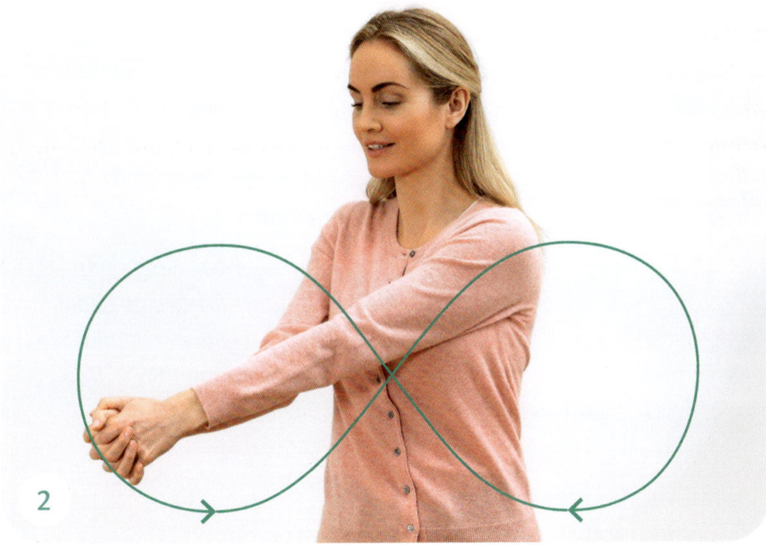
2

Kopf-Achter

» Kopf-Achter wirken auf die kleinen, häufig blockierten Atlas-Gelenke mobilisierend und lösend.

- Aufrecht stehen, den Kopf nach oben schweben lassen und mit geschlossenen Augen geradeaus schauen. Stellen Sie sich an Ihrer Nasenspitze einen Stift vor. Führen Sie mit diesem Stift verschiedene Bewegungen aus: Zickzack- oder Schlangenlinien. Führen Sie dann Achterkreise aus.

- Nach 4–8 Achterbewegungen öffnen Sie die Augen und lassen sie die Bewegung mitmachen ①. Den Atem gelöst fließen lassen und drauf achten, dass die Schultern unten bleiben und nicht hochgezogen werden. Danach die Augen wieder schließen und nachspüren.

Variante

Die Augen schauen nach vorne und der Blick bleibt die ganze Zeit nach vorne gerichtet, während der Kopf die Achterkreise ausführt.

Stift verfolgen

» Balancieren Sie den Kopf aufrecht auf der Wirbelsäule und verfolgen Sie mit den Augen den Stift in alle Richtungen.

- Sie befinden sich im aufrechten Stand. Nehmen Sie einen Stift zwischen Daumen und Zeigefinger einer Hand. Halten Sie den Stift etwa 20 cm vor das Gesicht. Führen Sie den Stift dann abwechselnd nach rechts, zur Mitte, nach links, zur Mitte, nach oben, zur Mitte, nach unten, zur Mitte. Während der Kopf ruhig und stabil bleibt, verfolgen Sie den Stift mit den Augen ②.

- 4–6 Durchgänge, danach die Schultern lockern, die Augen schließen, entspannen und nachspüren.

Variante

Bewegen Sie den Stift in einer Achterform nach rechts und links. Der Kreuzungspunkt befindet sich etwa 20 cm vor Ihrer Nase. Variieren Sie die Weite der Acht. Alternativ können Sie sich an der Wand vor sich eine Acht vorstellen.

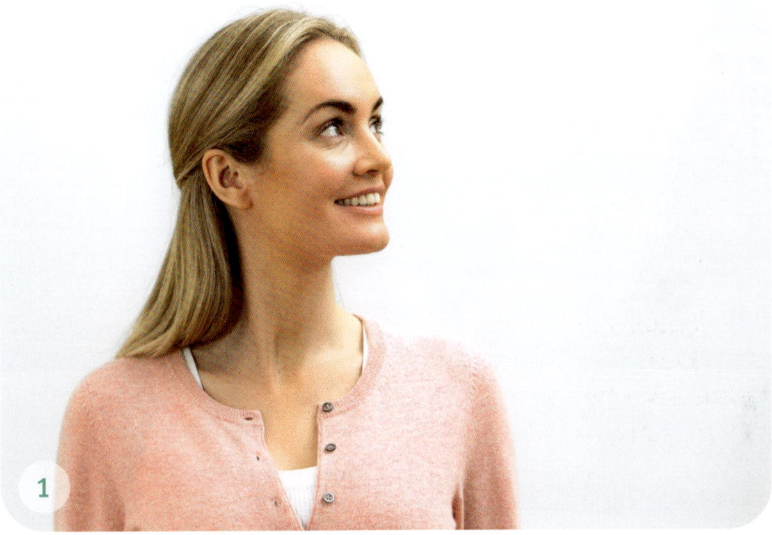
1

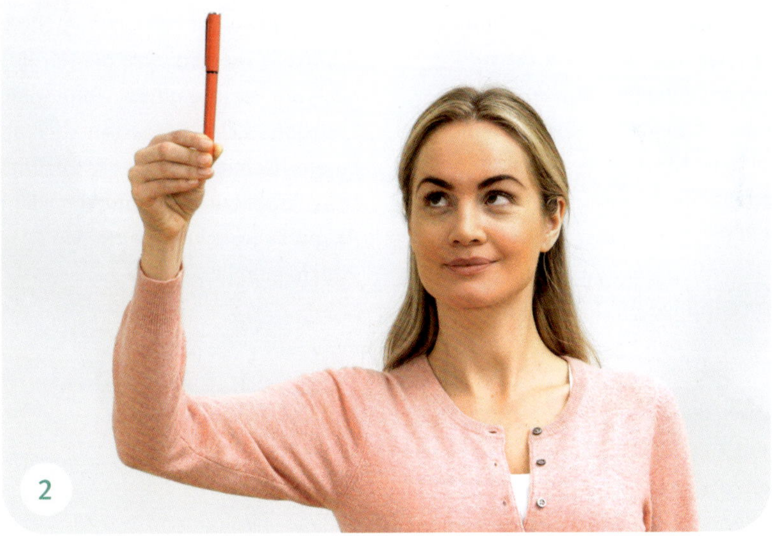
2

Akupressur – einfache Nothilfe zur Selbstbehandlung

Die wichtigsten Akupressurpunkte zur Stimulation der Augen und zur Durchblutung und Entspannung.

Bei diesen Übungen geht es vor allem um Akupressur und Massage. Dies sind wunderbare Entspannungs- und Erfrischungsübungen für müde, angestrengte, trockene Augen. Die Durchblutung wird verbessert, Schmerzen reduziert und das allgemeine Wohlbefinden gefördert. Jede einzelne Übung kann gerne in ein anderes Übungsprogramm eingeflochten oder in kleinen Alltagspausen ausgeführt werden. Augenentspannung wirkt auch auf das Nervensystem beruhigend, Unruhe und innere Anspannung werden abgebaut.

Ich stelle Ihnen ab der 2. Übung die wichtigsten Augenakupressurübungen vor. Sie können die Augen geöffnet lassen; angenehmer ist es vielleicht, sie zu schließen (nach Ihrem eigenen Gutdünken) und sich ganz auf die jeweiligen Druckpunkte zu konzentrieren. Lassen Sie während der Übungen den Atem gelöst fließen und schütteln Sie ab und zu die Hände aus; auch die Schultern immer wieder lockern. Sie können die Ellenbogen auch auf einem Tisch mit Kissen abstützen. Rechts sehen Sie eine Abbildung der wichtigsten Akupressurpunkte. Prägen Sie sich diese Punkte gut ein.

- blau = Punkt 1
  weiß = Punkt 2
  grau = Punkt 3 + 4 + 5
  grün = Punkt 6

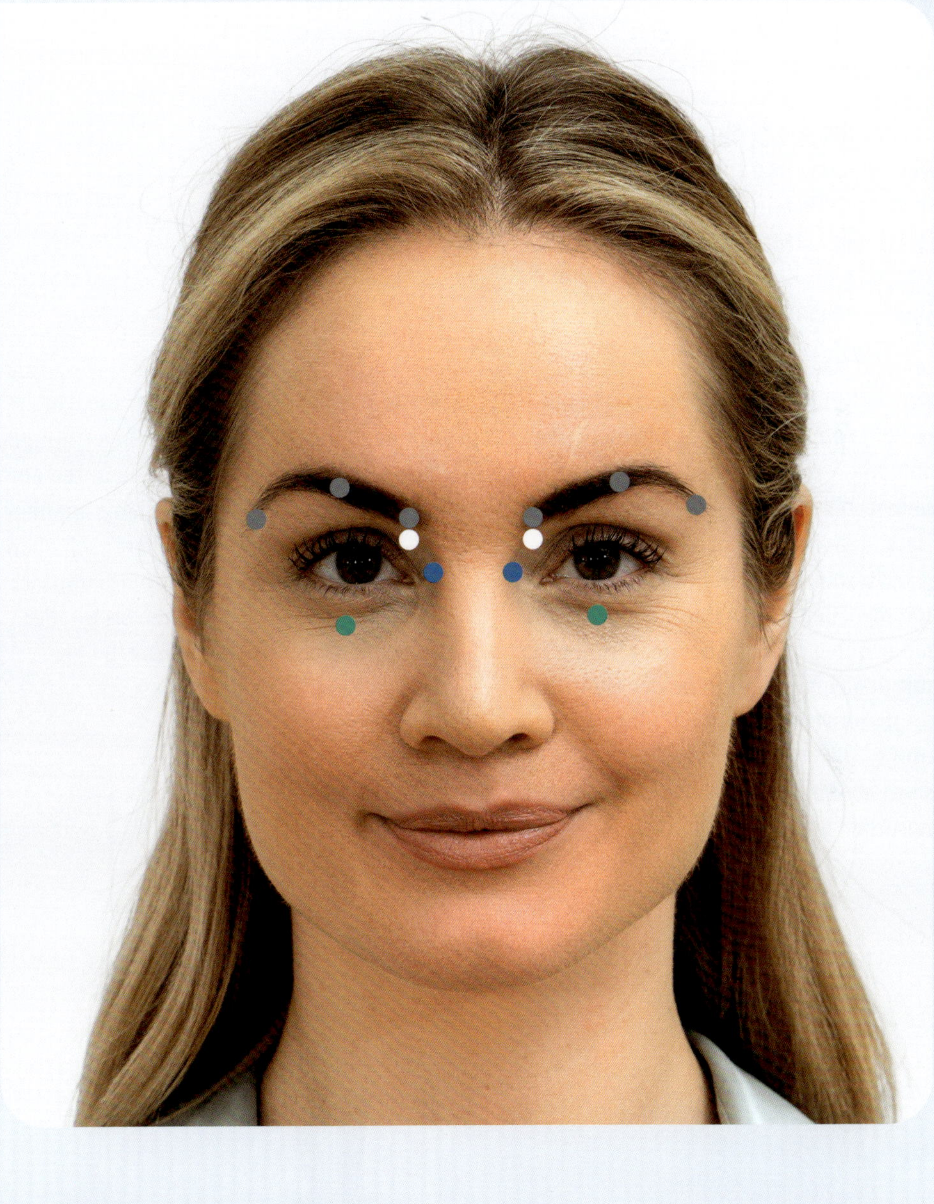

Vorübung: Körper und Gesicht abklopfen

» Klopfen Sie Ihren Körper und das Gesicht ab, um eine allgemeine Durchblutung und spezielle Gesichtsdurchblutung anzuregen. Davon profitieren auch die Augen, die anschließend mit den folgenden kurzen Akupressurübungen verwöhnt werden. Diese können eine sehr schnelle Wirkung erzielen, wenn man die Übung achtsam macht.

- Zuerst mit beiden Händen das rechte Bein vom Fuß bis zum Oberschenkel abklopfen, dann das linke Bein – jedes Bein 4- bis 6-mal. Danach mit der rechten Hand den linken Arm bis zur Schulter 4-bis 6-mal abklopfen ①, dann den rechten Arm. Beugen Sie dann den Kopf ein klein wenig nach vorne und klopfen Sie mit den Fingerkuppen beider Hände die Kopfhaut von vorne, nach hinten, mittig und seitlich ab. Trommeln Sie den Kopf sanft ab und lassen Sie den Atem dabei natürlich fließen ②.

- Als Nächstes klopfen Sie Ihr Gesicht mit den Fingerkuppen aller Finger, außer dem Daumen, ab. Beginnen Sie unten am Kinn und wandern Sie ganz langsam über die Wangen, dann die Schläfen nach oben bis zu der Stirn. Wenn Sie am Haaransatz angekommen sind, beginnen Sie wieder am Kinn; 6- bis 10-mal wiederholen.

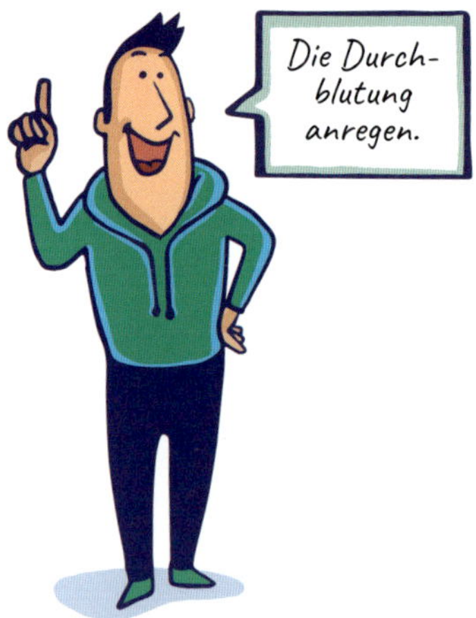

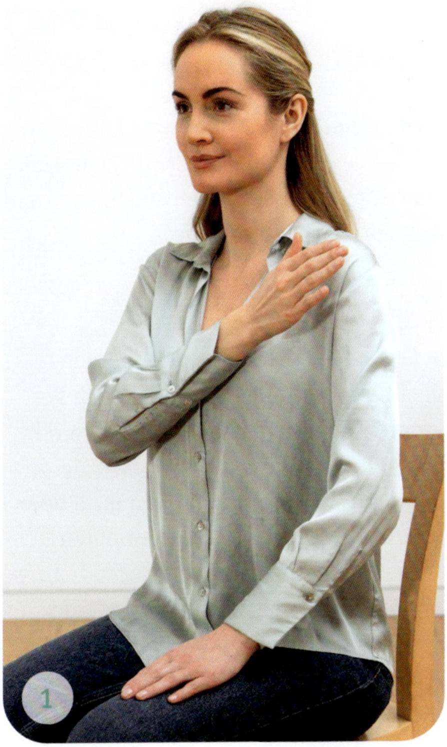
1

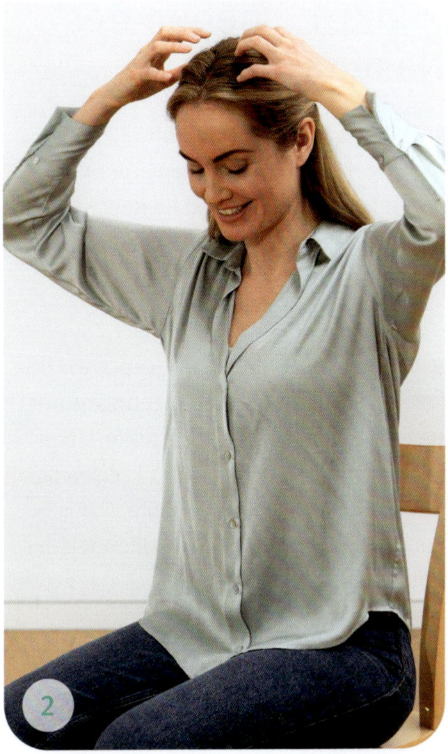
2

Punkt 1 – neben der Nasenwurzel

» Auf diesen Punkt legt man unwillkürlich die Finger, wenn man Augen- oder Kopfschmerzen hat. Der Punkt liegt rechts und links der Nasenwurzel, dort wo eine Brille aufliegt.

- Beugen Sie den Kopf ein wenig vor und legen Sie Daumen- und Zeigefingerkuppen einer Hand auf diese Punkte. Üben Sie ein wenig Druck aus und kreisen Sie 15–30 Sekunden auf der Stelle. Danach nachspüren und sooft Sie wollen wiederholen ①.

Variante 1

Drücken Sie mit Daumen und Zeigefinger auf die Punkte neben der Nasenwurzel und lassen Sie dann wieder los; 10- bis 20-mal wiederholen.

Variante 2

Daumen und Zeigefinger drücken beim Massieren leicht nach unten und oben.

Punkt 2 – Relax-Punkt für die Augen

» Dies ist einer der wichtigsten Akupressurpunkte gegen Augen- und Kopfschmerzen sowie in Stresssituationen und bei Konzentrationsschwierigkeiten.

- Legen Sie die Kuppen der Daumen in die inneren Augenwinkel unterhalb des inneren Randes der Augenbrauen, direkt neben der Nasenwurzel. Drücken Sie dann mit den Daumenkuppen nach oben gegen die Knochen der Augenhöhlen ②.

- Üben Sie für 10–20 Sekunden Druck aus oder kreisen Sie ein wenig auf der Stelle, ohne die Haut zu verschieben. Drücken Sie abschließend 3- bis 6-mal auf die Punkte, während Sie ausatmen. Beim Einatmen den Druck loslassen, aber die Finger auf der Stelle liegen lassen. Den Atem währenddessen natürlich fließen lassen. 2- bis 4-mal oder auch öfters wiederholen.

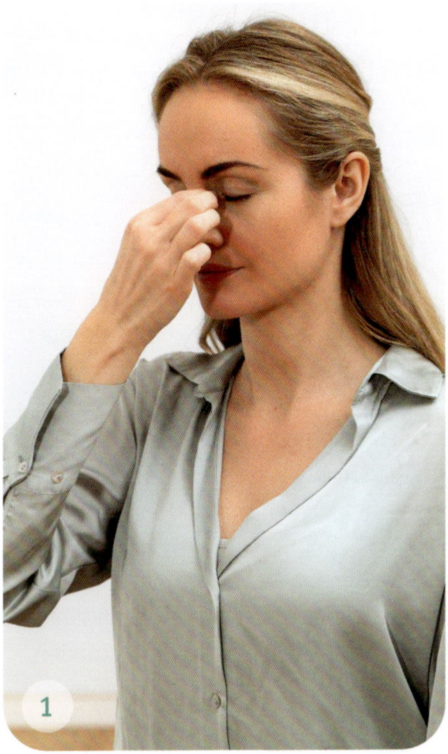
1

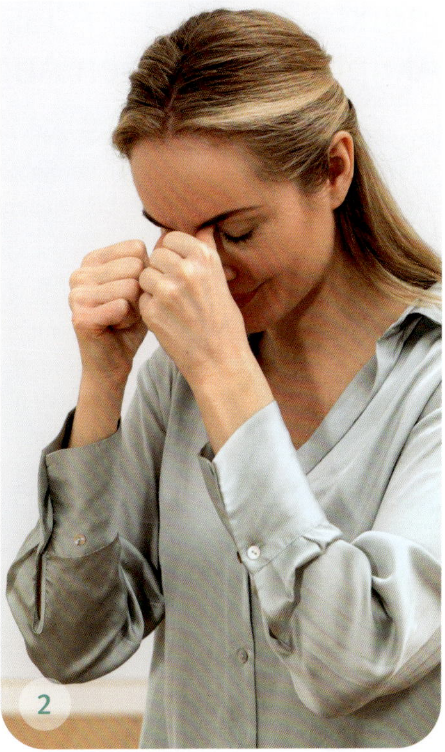
2

Punkte 3 + 4 + 5 – Ausstreichen und Akupressur auf den Augenbrauen

» Im Augenbrauenbereich setzen sich viele Anspannungen ab. Sicher haben Sie auch schon von der Sorgen- oder Zornesfalte zwischen den Augenbrauen gehört. Dieser Massagegriff tut den Augen und der Psyche gut.

- Beginnen Sie diese Übung damit, mit den Zeigefingerkuppen die Augenbrauen von der Nasenwurzel nach außen zu den äußeren Augenwinkeln auszustreichen: 6- bis 10-mal auf den Augenbrauen, dann 6- bis 10-mal über den Brauen und 6- bis 10-mal leicht unter ihnen. Wenn Sie wollen, können Sie die Augen dabei schließen ①.

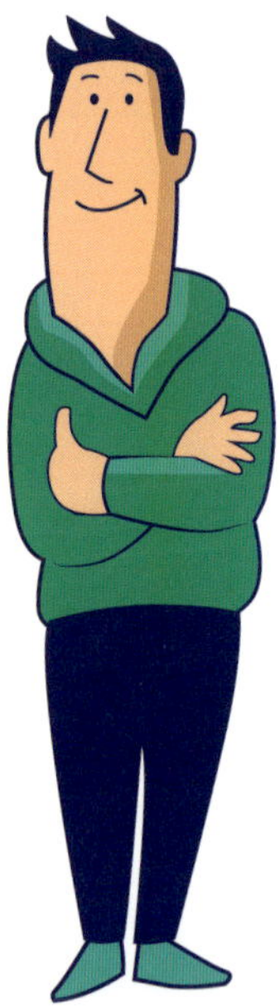

- Legen Sie dann die Zeigefingerkuppen auf den Ansatz der Augenbrauen. Kreisen Sie 20–30 Sekunden auf der Stelle oder üben Sie pulsierenden Druck aus. Danach die Hände ablegen und nachspüren; 4- bis 6-mal wiederholen.

- Anschließend legen Sie die Zeigefingerkuppen auf die Mitte der Augenbrauen und kreisen auch hier 20–30 Sekunden auf der Stelle. Nachspüren und 4- bis 6-mal wiederholen ②.

- Danach legen Sie die Fingerkuppen auf die Endpunkte der Augenbrauen und kreisen auch hier für einige Sekunden mit sanftem Druck.

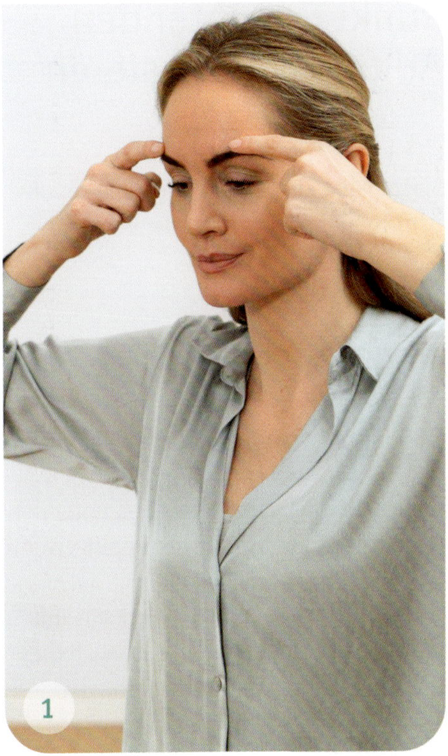
1

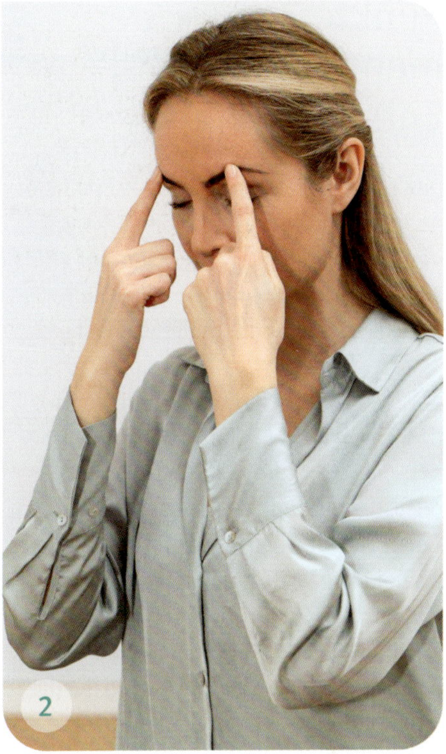
2

Punkte 3 + 4 + 5 – mehr Energie und Entspannung

» Diese Augenbrauenpunkte lindern innere Anspannungen, die durch den Blick auf den PC oder durch Ärger entstanden sind. Angestrengte Augen entspannen sich, Druck im Stirn- und Kopfbereich löst sich.

- Legen Sie die Kuppen der mittleren drei Finger beider Hände bei geschlossenen Augen auf die Augenbrauen, sodass die Ringfingerkuppen auf deren innerem Ende, die der Mittelfinger in der Mitte und die der Ringfinger auf dem Ende der Augenbrauen ruhen. Die Finger sind dabei leicht gewölbt. Üben Sie für 20–30 Sekunden Druck aus oder lassen Sie die Fingerkuppen ein wenig auf der Stelle kreisen ①.

- Danach die Hände ablegen und entspannt nachspüren. Nicht nur die Augen, sondern auch Geist und Psyche sind nun erholt und erfrischt. So oft wiederholen, wie Sie wollen. Der Kopf ist bei dieser Übung ein wenig vorgebeugt und ruht fast auf den Fingerkuppen.

Punkt 6 – unter den Augen akupressieren

» Diesen Punkt finden Sie, wenn Sie geradeaus schauen, direkt unter der Pupille.

- Auch bei dieser Übung dürfen Sie den Kopf leicht vorbeugen und die Augen schließen. Legen Sie die Fingerkuppen mittig auf die Jochbeinknochen unter den Augen, genau unterhalb der Pupille, wenn man geradeaus schaut. Üben Sie auch hier für 20–30 Sekunden Druck aus und kreisen Sie auf der Stelle ②. Danach die Hände ablegen und nachspüren.

- Lassen Sie bei allen Übungen den Atem gelöst fließen und nehmen Sie sich immer genügend Zeit zum Nachspüren. Denn dann können sich Durchblutung und Entspannung und der Energiestrom ausbreiten.

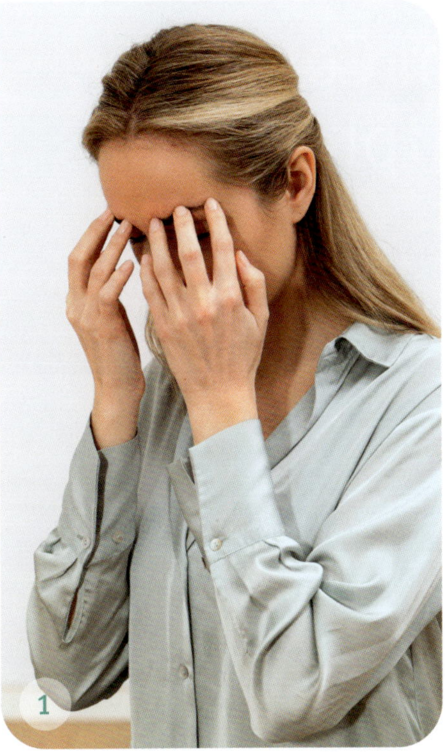

1

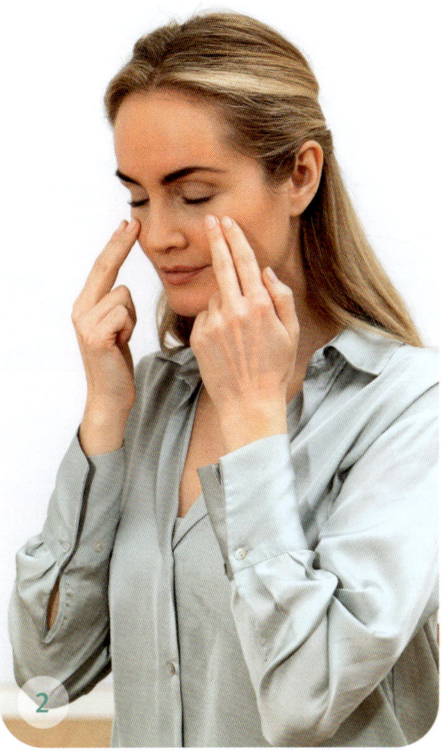

2

SOS-Übungen am Computer, Tablet oder Smartphone

Kleine Übungen, große Wirkung – sechs kleine Zauberübungen.

Sie saßen mal wieder viel zu lange am Computer, Laptop oder Tablet und haben zwischendurch das Smartphone benutzt? Die Augen brennen oder tun einfach nur weh? Vielleicht sehen Sie auch schon manche Buchstaben verschwommen? Oder Sie wollen Augen sowie Geist und Seele einfach nur etwas Gutes tun? Alle nachfolgenden Übungen wirken auf den Ruhenerv, der im täglichen Leben oft viel zu kurz kommt. Suchen Sie sich eine der folgenden Übungen aus und wiederholen Sie sie einige Male. Sie können das gesamte Übungsprogramm gewinnbringend absolvieren, aber auch nur eine Übung immer wieder am Tag wiederholen. Und nicht vergessen: Das anschließende Nachspüren und Palmieren (S. 50) sind sehr wichtig.

Alle Übungen finden im Sitzen und mit geschlossenen Augen statt, außer wenn anders angegeben. Die meisten Übungen können auch im Liegen ausgeführt werden.

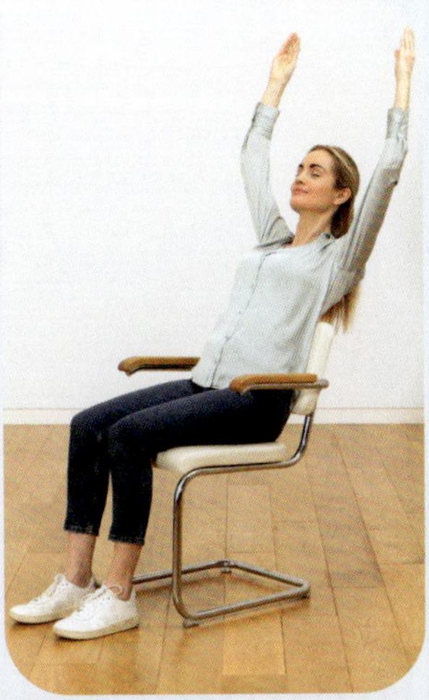

◆ Atemübung und Rücken dehnen (S. 110)

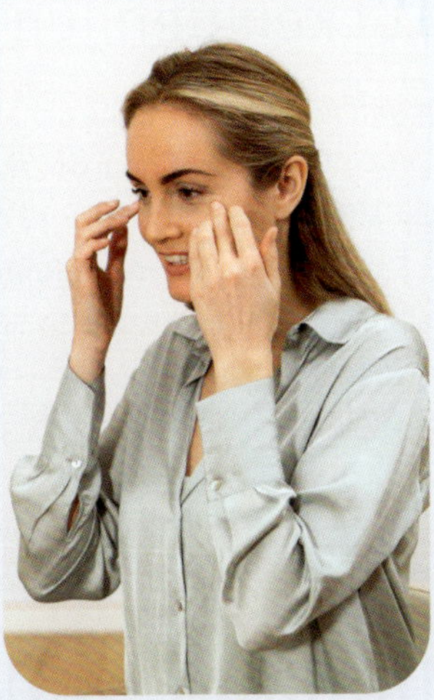

◆ Um die Augen klopfen (S. 112)

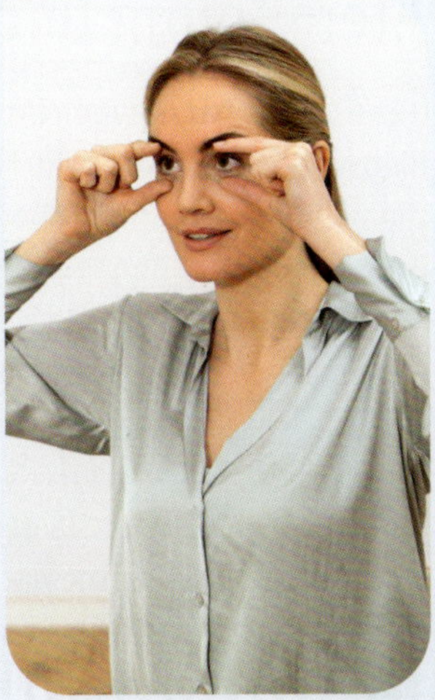

◆ Brille formen und blinzeln (S. 114 links)

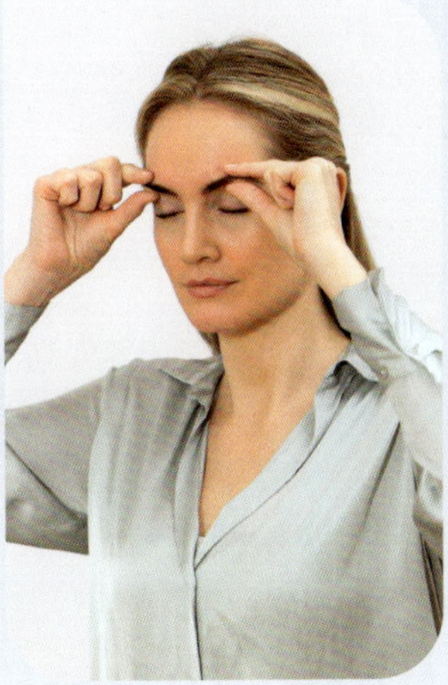

◆ Augenbrauen zwicken, zupfen, kneten (S. 114 rechts)

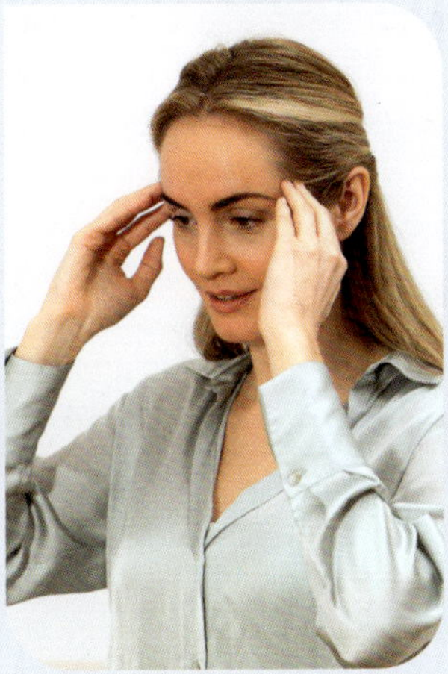

◆ Schläfen entspannen (S. 116 lnks)

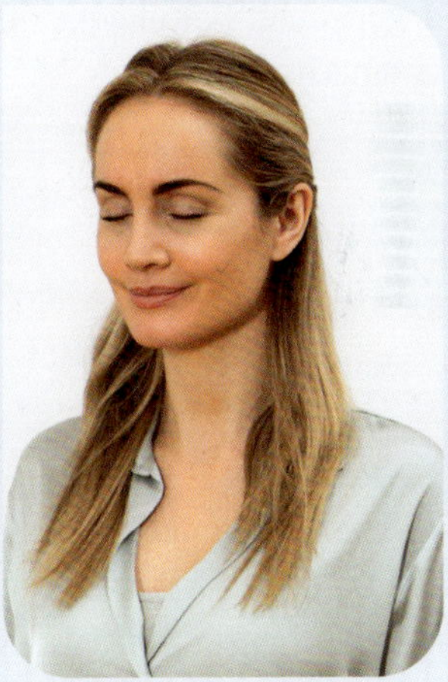

◆ Bitte lächeln (S. 116 rechts)

Atemübung und Rücken dehnen

›› Diese Übung hat nur indirekt mit den Augen zu tun. Sie schafft Platz und Flexibilität im Rücken, vor allem nach einem Sitzmarathon, aber auch vorher schon, um alle Rückenmuskeln und das Gesicht mit einer Sonderportion Sauerstoff zu versorgen und Anspannungen im Vorfeld zu lösen. Die Dehnung tut auch dann gut, wenn Verspannungen im Rücken Sie plagen.

- Setzen Sie sich ganz nach hinten auf einen Stuhl und lehnen Sie den Rücken an. Strecken Sie beide Arme nach oben und strecken Sie sich nach hinten ①. Wenn Sie wollen, blinzeln Sie in dieser Dehnhaltung. Halten Sie diese Position 3–5 Atemzüge, danach die Hände locker auf den Oberschenkeln ablegen und in aufrechter, angenehmer Haltung die Augen schließen und nachspüren.
- Das nächste Mal führen Sie die Arme einatmend wieder weit nach oben und dehnen den Rücken. Dann ausatmend die Arme senken und die Hände auf den Oberschenkeln ablegen. Lassen Sie den Atem langsam und lange ausströmen, wiederholen Sie 4- bis 6-mal.

Variante

Setzen Sie sich auf die Vorderkante eines Stuhls. Verschränken Sie die Hände und schieben Sie diese nach oben in Richtung Decke, bis die Arme ganz gestreckt sind. Wenn Sie wollen, können Sie aus dieser Position heraus auch Oberkörper und Arme ein wenig hin und her schaukeln, wie ein Baum im Wind. Den Kopf dabei aufrecht halten und die Augen einfach im Gleichklang der Bewegung mitgleiten lassen. Sie können bei dieser Schaukelbewegung die Augen schließen. Lassen Sie den Atem einfach mitfließen ②.

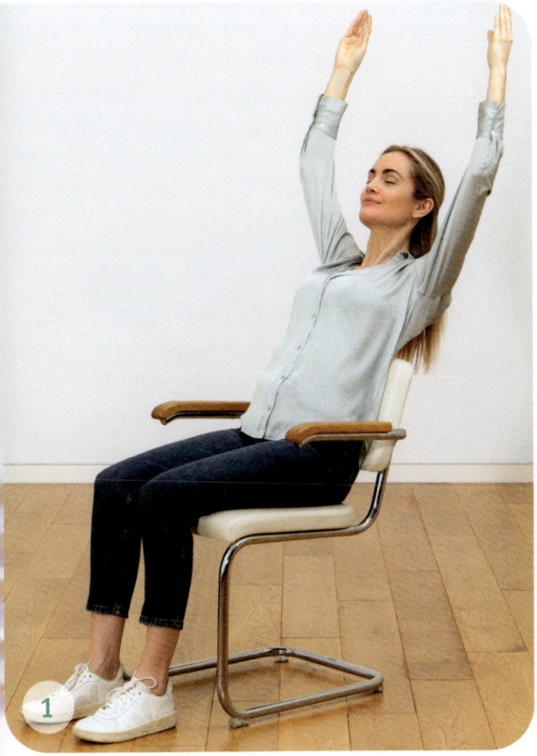
1

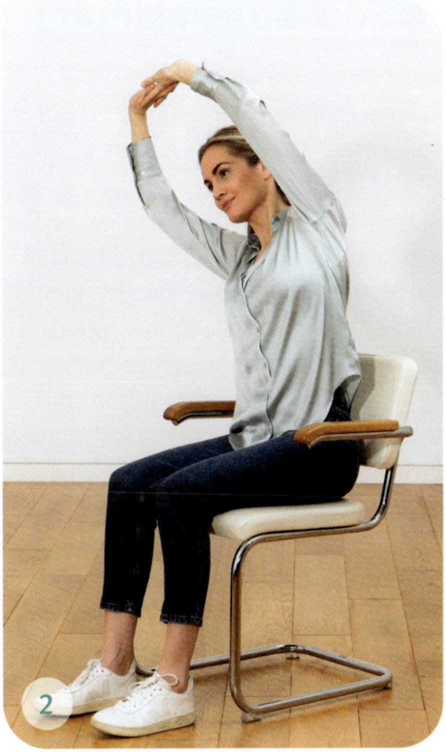
2

Um die Augen klopfen

» Wenn die Augen wehtun oder trocken sind, hilft Klopfen. Das regt die Durchblutung, den Lymphstrom und die Tränendrüse an und entspannt – nicht nur die Augen.

- Schließen Sie die Augen und neigen Sie den Kopf ein wenig nach vorne. Umklopfen Sie dann beide Augen mit den Kuppen beider Mittelfinger. Sie können sich dabei sanfte Regentropfen vorstellen. Beginnen Sie an den inneren Augenwinkeln und trommeln Sie weich über die Augenbrauen bis zu den äußeren Augenwinkeln, dann auf den Jochbeinknochen unter den Augen zurück bis zu den inneren Augenwinkeln ①. Wiederholen Sie dies 8- bis 10-mal (gerne auch häufiger). Lassen Sie auch den Kieferbereich während der Übung entspannt sein. Und spüren Sie immer wieder mit geschlossenen Augen nach.

Variante 1

Klopfen Sie mit den Mittelfingerkuppen von den inneren Augenwinkeln aus in der Vertiefung zwischen den oberen Rändern der Augäpfel und den Knochen der Augenhöhlen bis zu den äußeren Augenwinkeln. Wiederholen Sie dies 8- bis 10-mal.

Variante 2

Beklopfen Sie die Augen sehr sanft direkt auf den geschlossenen Augenlidern oberhalb der Wimpern, 8- bis 10-mal wiederholen ②.

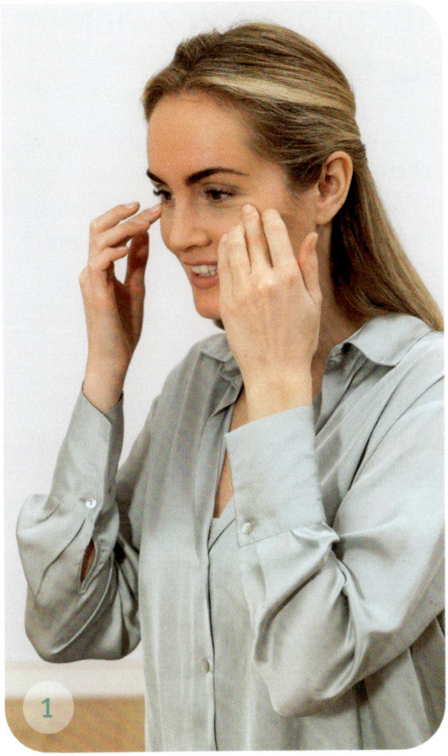

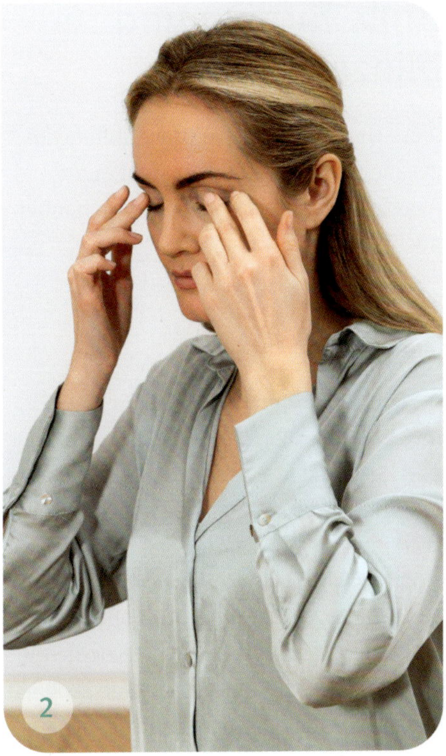

Brille formen und blinzeln

» Diese Übung fördert die Durchblutung im gesamten Augenbereich, macht müde Augen wieder wach und kräftigt nebenbei noch den Lidhebermuskel.

● Der Augenringmuskel umgibt kreisförmig das Auge. Formen Sie mit Daumen und Zeigefinger jeweils um das rechte und um das linke Auge eine »Brille«. Die Finger liegen so auf beiden Augenringmuskeln. Dehnen Sie die Finger ein klein wenig auseinander und öffnen Sie dann die Augen ganz weit. Lassen Sie die Augen 5–8 Sekunden so weit wie möglich geöffnet. Danach blinzeln Sie 20- bis 30-mal gegen den Widerstand der Finger mit den Augenlidern. Sie werden dabei die Anspannung in beiden Augenringmuskeln fühlen ①. Danach die Hände locker ablegen und gelöst nachspüren. Den Atem nie anhalten, sondern locker fließen lassen.

Augenbrauen zwicken, zupfen, kneten

» Augenbrauen-Zwicken ist Teil der ayurvedischen Kopfmassage. Diese Übung wirkt auf die Augen-, Augenbrauen- und Gesichtsmuskeln entspannend und gleichzeitig durchblutungsanregend sowie lymphstromfördernd.

● Fassen Sie mit Daumen und Zeigefingern die inneren Teile der Augenbrauen im Bereich der Nasenwurzel und heben Sie sie ab. Zupfen Sie sie auf diese Weise einige Male nach vorne. Wandern Sie dann Zentimeter für Zentimeter nach außen und führen Sie diese Zupf- bzw. Kneifbewegung aus ②. Danach gelöst nachspüren. Sie werden erstaunt sein, wie entspannend und spannungslösend diese kleine Zauberübung wirkt. Sie liefert dem Augenbereich außerdem eine Sonderportion Sauerstoff. Wiederholen Sie diese Übung, sooft es Ihnen guttut, und legen Sie dann die Hände ab. Können Sie die entspannende, lösende Wirkung erspüren?

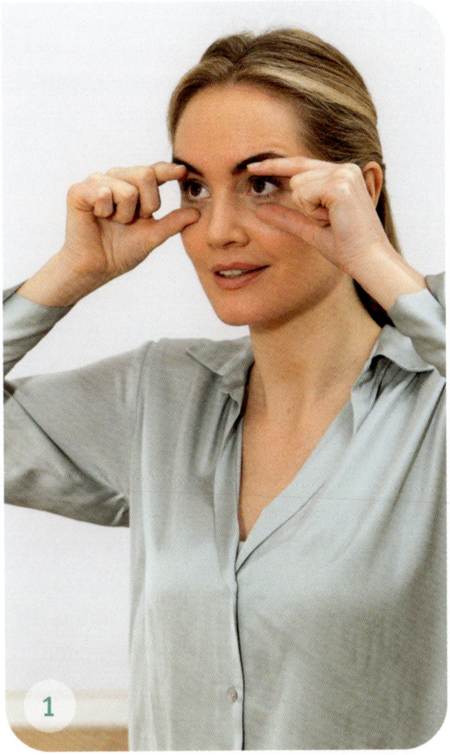
1

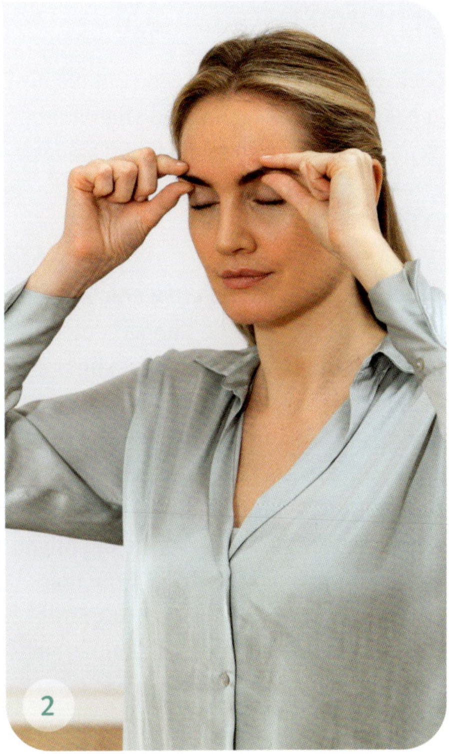
2

Schläfen entspannen

» Auch der Schläfenmuskel wirkt auf die Augen. Er kann die Durchblutung behindern, wenn er sehr angespannt ist, und kann sie verbessern, wenn er von Anspannungen befreit wird.

- Beugen Sie den Kopf ein wenig nach vorne und legen Sie die Kuppen der mittleren drei Finger rechts und links an die Schläfen. Massieren Sie diese Stellen in kleinen Kreisen 20–30 Sekunden ①. Dann die Hände ablegen und nachspüren. 4- bis 6-mal wiederholen. Wenn Sie wollen, schließen Sie die Augen und konzentrieren Sie sich auf die massierende Wirkung der Übung. Erspüren Sie die Entspannung des Schläfenbereichs und der Augen beim Nachspüren.

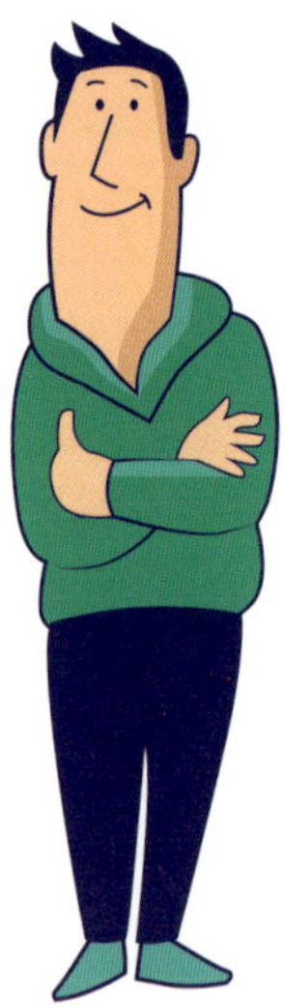

Bitte lächeln

» Diese Übung verleiht leuchtende Augen und einen frischen Geist

- Eine sehr einfache, überall auszuführende und dabei äußerst wirkungsvolle Übung: Machen Sie hin und wieder eine kleine Pause, schließen Sie die Augen und lächeln Sie sich selbst zu! Stellen Sie sich dabei vor, wie Ihre Augen leuchten und wie die Mundwinkel leicht nach oben ziehen. Automatisch wird sich der Atem vertiefen und verlangsamen. Stellen Sie sich weiter vor, wie bei diesem inneren Lächeln Tausende von Sauerstoffkügelchen um Ihre Augen tanzen. Nehmen Sie sich Zeit für diese Imagination, mindestens 30 Sekunden, aber gerne auch länger. Lassen Sie dieses Lächeln und viele der Sauerstoffkügelchen über Ihren ganzen Körper ziehen und jede Ihrer Körperzellen mit einem erfrischenden und wohligen Gefühl ausstatten ②.

- Eine herrliche Entspannungsübung, die die Augen und den gesamten Organismus, nebst Geist und Seele, entspannt und gleichzeitig erfrischt.

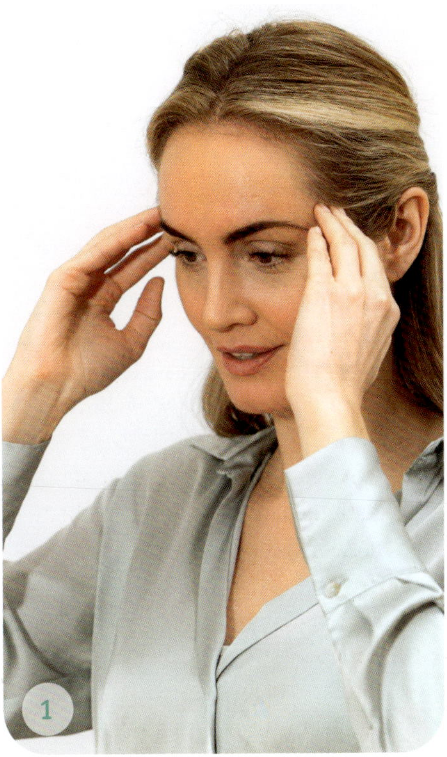

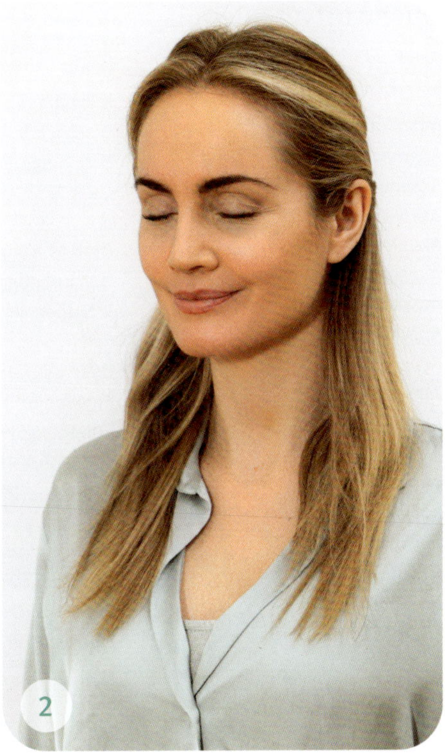

Stichwortverzeichnis

Bibliografische Information der Deutschen Nationalbibliothek
Die Deutsche Nationalbibliothek verzeichnet diese Publikation in der Deutschen Nationalbibliografie; detaillierte bibliografische Daten sind im Internet über http://dnb.d-nb.de abrufbar.

Programmplanung: Celestina Filbrandt
Projektmanagement: Sabine Ilg
Redaktion: Magdalena Kieser
Bildredaktion: Christoph Frick, Marie Crämer
Umschlaggestaltung: © Thieme
Innen-Layout: CYCLUS · Visuelle Kommunikation, Stuttgart

Bildnachweis
Umschlagmotiv, Bild S. 3 und Fotos im Innenteil: © H. Münch/Thieme

Zeichnungen: Susi Schaaf, Bellheim

Die abgebildeten Personen haben in keiner Weise etwas mit dem Thema zu tun.

1. Auflage 2023

TRIAS Verlag in Georg Thieme Verlag KG
Rüdigerstraße 14, 70469Stuttgart

Satz: CYCLUS · Media Produktion, Stuttgart
Druck: AZ Druck und Datentechnik GmbH, Kempten

Gedruckt auf chlorfrei gebleichtem Papier

Printed in Germany

ISBN 978-3-432-11727-0

eISBN (ePub) 978-3-432-11728-7

1 2 3 4 5 6

Wichtiger Hinweis: Wie jede Wissenschaft ist die Medizin ständigen Entwicklungen unterworfen. Forschung und klinische Erfahrung erweitern unsere Erkenntnisse. Ganz besonders gilt das für die Behandlung und die medikamentöse Therapie. Bei allen in diesem Werk erwähnten Dosierungen oder Applikationen, bei Rezepten und Übungsanleitungen, bei Empfehlungen und Tipps dürfen Sie darauf vertrauen: Autoren, Herausgeber und Verlag haben große Sorgfalt darauf verwandt, dass diese Angaben dem Wissensstand bei Fertigstellung des Werkes entsprechen. Rezepte werden gekocht und ausprobiert. Übungen und Übungsreihen haben sich in der Praxis erfolgreich bewährt.Eine Garantie kann jedoch nicht übernommen werden. Eine Haftung des Autors, des Verlags oder seiner Beauftragten für Personen-, Sach- oder Vermögensschäden ist ausgeschlossen.

Marken, geschäftliche Bezeichnungen oder Handelsnamen werden nicht in jedem Fall besonders kenntlich gemacht. Aus dem Fehlen eines solchen Hinweises kann nicht geschlossen werden, dass es sich um einen freien Handelsnamen handelt.

Wo datenschutzrechtlich erforderlich, wurden die Namen und weitere Daten von Personen redaktionell verändert (Tarnnamen). Dies ist grundsätzlich der Fall bei Patient*innen, ihren Angehörigen und Freund*innen, z.T. auch bei weiteren Personen, die z.B. in die Behandlung von Patient*innen eingebunden sind.

Thieme Publikationen streben nach einer fachlich korrekten und unmissverständlichen Sprache. Dabei lehnt Thieme jeden Sprachgebrauch ab, der Menschen beleidigt oder diskriminiert, beispielsweise aufgrund einer Herkunft, Behinderung oder eines Geschlechts. Thieme wendet sich zudem gleichermaßen an Menschen jeder Geschlechtsidentität. Die Thieme Rechtschreibkonvention nennt Autor*innen mittlerweile konkrete Beispiele, wie sie alle Lesenden gleichberechtigt ansprechen können. Die Ansprache aller Menschen ist ausdrücklich auch dort intendiert, wo im Text (etwa aus Gründen der Leseleichtigkeit, des Text-Umfangs oder des situativen Stil-Empfindens) z.B. nur ein generisches Maskulinum verwendet wird.

TRIAS, einer der führenden Ratgeberverlage im Bereich Gesundheit, gehört zur Thieme Gruppe, marktführender Anbieter medizinischer Fachinformationen und Services. Anspruch der Thieme Gruppe ist es, den im Gesundheitswesen tätigen Berufsgruppen sowie allen an Gesundheit Interessierten genau die Informationen und Angebote bereitzustellen, die sie in einer bestimmten Arbeitssituation oder Lebensphase benötigen. Durch die hohe Qualität und zielgruppenspezifische Relevanz der angebotenen Leistungen bereitet Thieme den Weg für eine bessere Medizin und mehr Gesundheit im Leben.

Thieme